PERFECT MASTER

歯科国試
パーフェクトマスター

高齢者歯科学

佐藤裕二・北川　昇　著

第2版

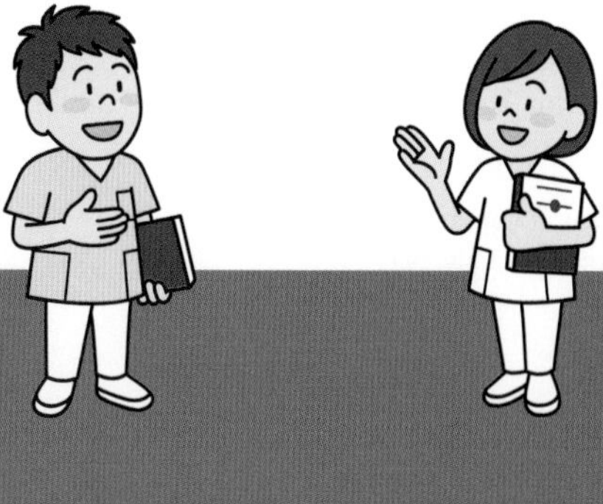

医歯薬出版株式会社

執筆者一覧

昭和大学歯学部高齢者歯科学講座

佐藤裕二

北川　昇

本書中のマークの見方

Check Point	：各章の最も大切な項目
よくでる	：歯科医師国家試験に頻出の内容
CHECK!	：必ず押さえておきたい重要ポイント
	：大切なキーワード，キーポイント
	：理解を助ける補足
コラム	：著者からのアドバイス

This book is originally published in Japanese
under the title of :

SHIKAKOKUSHI PĀFEKUTOMASUTĀ KŌREISHA-SHIKAGAKU
(Geriatric Dentistry for National Board of Dental Examination)

SATO, Yuji
Professor, Department of Geriatric Dentistry
School of Dentistry, Showa University

ISHIYAKU PUBLISHERS, INC.
7-10, Honkomagome 1 chome, Bunkyo-ku,
Tokyo 113-8612, Japan

はじめに

高齢者歯科学は，平成26年出題基準で，各論の大項目に「高齢者の歯科診療」として独立し，各論の6%の出題数とされました．平成30年出題基準では，これが8%と増やされ，保存系24%，補綴系24%であることを考えると，大きな柱となりました．しかしながら，多くの国家試験対策教科書・参考書をみても，独立した書籍はありません．補綴，口腔外科，衛生，麻酔の中で埋もれてしまっています．

このところの歯科医師国家試験問題をみると，従来から出題されてきた「歯と全身の老化」に加えて，全身疾患を持った高齢者への対応，口腔機能低下症への対応，摂食嚥下リハビリテーション，多職種連携による周術期・在宅での対応などが多く出題されてきています．そこで，出題基準・出題傾向の変化を踏まえて，最新の高齢者歯科学のエッセンスを2020年に第1版としてまとめました．特に2020年2月の113回歯科医師国家試験では4問も出題された「口腔機能低下症・関連検査」については従来の書籍では十分でなかった点を，簡潔にまとめることに注力しました．高齢者歯科学は，多くの科目と関連が深いので，補綴，口腔外科，衛生，麻酔と共通の部分は他書に譲り，贅肉をそぎ落とし，ダイエットに努めました．

さらに2021年2月の114回，2022年2月の115回の出題内容を踏まえ，2022年4月に出された令和5年版出題基準改定に対応して改訂しました．改定前から重要だと思う項目に関してはすでに記載していました（新オレンジプラン，食事バランスガイド，ロコモ，EAT-10など）が，「発話機能」「口唇閉鎖力検査」をはじめとした項目の追加・用語の変更を行いました．

本書が歯学生の卒前教育の教材として，幅広く活用され，高齢者歯科学への理解がさらに深まること，またCBT対策，臨床実習，卒後研修で活用されることを願っています．

2022年9月

佐藤　裕二
北川　　昇

歯科国試パーフェクトマスター

高齢者歯科学　第２版　目次

Chapter 1

高齢者の特徴

Check Point

・高齢者の特徴を理解する.
・老年症候群，フレイルを理解する.
・高齢者の心理的特徴を理解する.
・高齢者の行動の特性を理解する.

Ⅰ．高齢者（65歳以上）の特徴

①一人で**多くの疾患**をもっている➡**多剤服用**

②**個人差**が大きい➡暦年齢のみで判断しない

③症状が**非定型的**である➡臨床所見（発熱など）が出にくい

④**老年症候群**（→p.2参照）の発症頻度が高い➡**予備力**が小さい

⑤臓器の**機能不全**が潜在的に存在する➡慎重な判断が必要

⑥**薬剤に対する反応**が成人と異なる（→p.33参照）➡個別の対応が必要

⑦急性疾患からの**回復が遅延**し，合併症を続発する➡経過観察が重要

⑧**全身状態**が変わりやすい➡バイタルサインの確認が重要

⑨**長期介助**を要する➡福祉との連携，チーム医療，家族への説明が必要

⑩患者の予後が**社会的環境**に大きく影響される➡社会的環境の把握が必要

⑪**終末期医療**を考慮することがある➡治療からケアへ

予備力：その人がもっている体力・生理機能の最大の能力と，通常使用時の能力の差．人間の身体は，普段の生活においてその能力のすべてを発揮しているわけではなく，余力をもっている．高齢者の多くは日常生活に必要な体力は保持しているが，余力がない．予備力が低下すると（余力の不足），さまざまな環境変化に適応しにくくなり，肉体に負担がかかると，回復するのに時間がかかり慢性化しやすくなる．

CHECK! 全身と口腔との関連

口腔の疾患と関連する全身疾患は多い．歯・口腔の健康を維持することで全身の健康を保つことが重要である（→p.50参照）．

Ⅱ．老年症候群，フレイル

A 老年症候群

1）定義

・加齢に伴う心身の機能の衰えによって現れる身体的・精神的諸症状，疾患の総称である．

・高齢者に多い．

・多臓器にまたがる．

・日常生活動作（ADL）（→p.46参照）を下げる．

・施設入所の高齢者で増加しやすい．

2）分類

①急性疾患関連症候：加齢による影響をあまり受けない

②慢性疾患関連症候：前期高齢者（65～74歳）から徐々に増加

③**廃用症候群**：後期高齢者（75歳～）で急増

CHECK! 廃用症候群 よくでる

寝たきりや過度な安静により使われなくなった身体機能が低下した状態

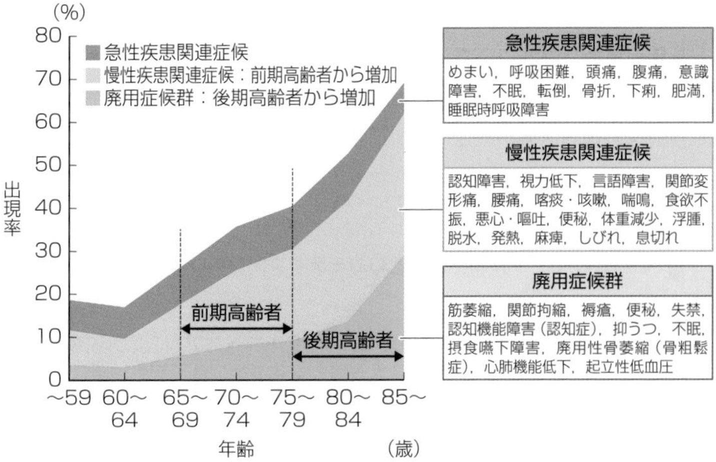

年齢による老年症候群の特徴（鳥羽，1997より改変）

B フレイル（虚弱：frailty） よくでる

1）定義

・加齢に伴う機能低下をもとに，多様な健康障害が増加している状態
・健康寿命（→p.16参照）の範疇だが，心身の機能が低下した状態で，要支援・要介護状態の前段階
・適切な介入・支援により，生活機能の維持・向上が可能

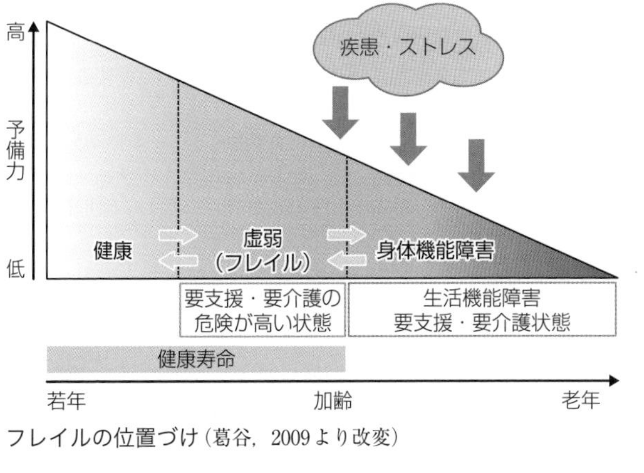

フレイルの位置づけ（葛谷，2009より改変）

フレイルの３要素

①**身体**の虚弱：**サルコペニア**，**ロコモティブシンドローム**など

②**精神心理**の虚弱：認知機能の低下

③**社会性**の虚弱：外出頻度の減少，閉じこもりなど

CHECK!　サルコペニアとロコモティブシンドローム

●サルコペニア　よくでる

加齢（一次性サルコペニア）や疾患（二次性サルコペニア）により筋肉量が減少し，筋力低下による歩行速度低下など身体機能の低下が生じること

●ロコモティブシンドローム（ロコモ）

運動器（筋・関節・骨・靱帯など）の障害によりADLが低下し，要支援・要介護の状態になったり，そのリスクの高い状態．予備軍を含めると対象者は4,700万人で，要支援・要介護の最大の原因

2）診断基準（J-CHS 基準）

3項目以上で**フレイル**，1～2項目で**プレ・フレイル**と診断する．

フレイルの評価方法（J-CHS基準）

項目	評価基準
体重減少	「6か月間で2kg以上の体重減少がありましたか?」に「はい」と回答
筋力低下	握力低下（男性：26kg未満，女性：17kg未満）
疲労	「（ここ２週間）わけもなく疲れたような感じがする」に「はい」と回答
歩行速度の低下	通常歩行速度以下（性別・身長問わず1.0m/秒未満）
身体活動の低下	「軽い運動・体操をしていますか?」「定期的な運動・スポーツをしていますか？」の問いのいずれにも「していない」と回答

3）フレイルサイクル

①食欲の低下・摂取量低下，②低栄養（→p.101参照），③サルコペニア，④基礎代謝量低下，⑤エネルギー消費量低下，の5項目を中心として，悪循環が引き起こされる．

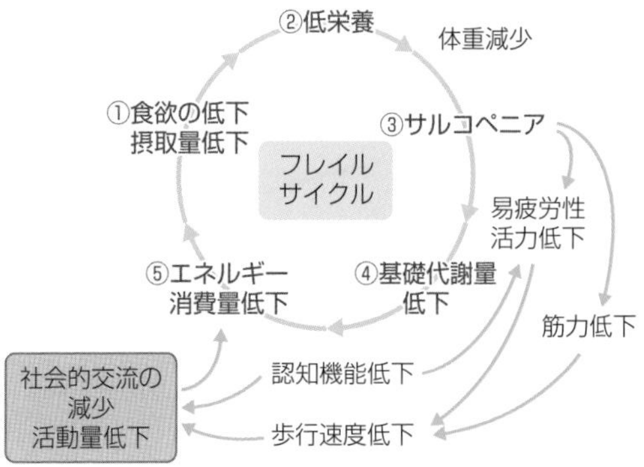

Ⅲ. 高齢者の心理

A 精神機能

1) 心

さまざまな喪失(→p.7参照)により，意欲の低下，自発性の低下，被害念慮，うつ傾向になりやすい➡安易な励ましを避け，受容的，支持的態度をとる．

2) 知能

(1) 流動性知能

新しいことを学ぶ，新しい環境に適応する➡**加齢で低下**

(**動作性IQ**：見た情報を処理し，動作を使って答える能力)

(2) 結晶性知能

知識や経験を生かす➡**加齢で低下しにくい**

(**言語性IQ**：聞いた情報を記憶，理解し，ことばを使って答える能力)

3) 認知

五感(視る，聴く，触る，嗅ぐ，味わう)の情報から判断する人の知的機能の総称．加齢による変化は個人差が大きい．

4) 性格

個人差が大きいが，加齢とともに頑固，保守的，猜疑心，人に対して厳しくなる．プラス面は養育的，親密的，寛容などである．

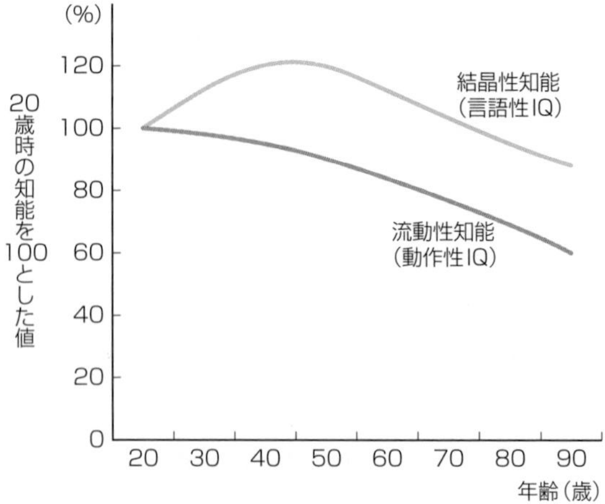

流動性知能と結晶性知能の加齢変化の概念図（文献3）～6）を参考に作成）

Ⅳ. 高齢者の行動科学

A 高齢者の心理学・社会学的特性

1) 高齢者心理の肯定的な側面

①仕事や家事のわずらわしさから解放

②対人関係に悩まされない

③自由な時間の獲得

④束縛されないで生きる目標づくり

⑤要介護状態になって初めて知る人の温かさ

2) 高齢者心理の否定的な側面

①思考や行動のスピード低下：身体組織・器官の老化

②知的機能の衰退：結晶性知能は徐々に，流動性知能は顕著に衰退

③うつ気分：喪失体験により生じやすく，自律神経系の障害を伴う

④被害者的な気持ち：失うことが多く，心理的防衛反応が生じる

⑤高齢者の心理適応：保守的で環境変化への柔軟な適応が少ない

B 高齢者に特有な心理的要因

1) 老年期に生じる「なにかの喪失」

①心身の健康の喪失：老化や病的変化

②経済的基盤の喪失：定年退職など

③社会的つながりの喪失：定年退職や引退など

④生きる目的の喪失：残された時間が短いことから希望を失う

2) 脳の老化による精神機能の低下

記銘力や学習能力などの低下

3) 多発する身体的疾患

多くの臓器の慢性的疾病により精神機能も低下

4) 社会が老いを認めない環境

高齢期を肯定的にとらえられない社会

C コミュニケーション形成とその阻害要因

1) コミュニケーションの手段

①**言語的手段**：音声言語と文字言語に大別される

②**非言語的手段**：視線，表情，身振り手振り，対人距離，声のトーン，非言語的なコミュニケーションも重要

2) コミュニケーション形成の阻害要因

要因ごとの対応が必要

(1) 視覚障害（視力障害，視野障害，色覚障害）

老視，白内障，緑内障，加齢黄斑変性症，糖尿病性網膜症など

(2) 聴覚障害（伝音障害，感音障害）

(3) 構音障害

①神経・筋系の障害による発声・発語器官の運動障害

②脳血管障害，多発性硬化症，脊髄小脳変性症などの変性疾患

③発声器官そのものの問題，義歯不適合，歯の欠損

(4) 失語症

大脳の言語領域の損傷による障害

(5) 認知症

脳の器質的障害による知能低下

Chapter 2

高齢者の疾患と寿命

Check Point

- 高齢者に多い疾患を理解する.
- 高齢者の死因とその変遷を理解する.
- 人口統計と社会の高齢化を理解する.

65歳以上

Ⅰ. 高齢者に多い疾患

高齢者(65歳以上)では圧倒的に循環器疾患(高血圧・心臓病・脳卒中など)が多い. 次いで筋や骨格の疾患(関節・脊柱の疾患や骨粗鬆症など), 内分泌・代謝疾患(糖尿病)や悪性新生物(がん)となっている. 歯周病も第5位となっている.

年齢ごとの疾患の頻度(厚生労働省, 患者調査, 2020)

年齢	0～14歳	%	15～34歳	%	35～64歳	%	65歳以上	%
1位	呼吸器	29	皮膚	9	筋骨格	11	循環器	18
2位	皮膚	8	精神行動	9	精神行動	9	筋骨格	15
3位	齲蝕	7	歯周病	8	循環器	8	内分泌代謝	7
4位	損傷・中毒	5	呼吸器	8	歯周病	8	悪性新生物	5
5位	歯周病	5	齲蝕	7	齲蝕	7	歯周病	5
6位	眼	4	消化器	3	内分泌代謝	6	消化器	4

呼吸器：上気道炎・喘息など
皮膚：アレルギーなど
損傷・中毒：骨折, 薬物中毒など
感染症：腸炎・ウイルスなど
眼：白内障, 結膜炎など
消化器：胃潰瘍など
精神行動：統合失調・躁鬱など
筋骨格：関節・脊柱の疾患など
循環器：高血圧・心臓・脳卒中など
内分泌代謝：糖尿病・高脂血症など
悪性新生物：がん・肉腫など

Ⅱ．高齢者の死因

・死因は時代とともに変わっており，戦前は肺炎，胃腸炎，結核が多かったが，抗菌薬の普及により，急激に減少

・生活習慣の変化➡脳血管障害が増加➡治療法の進化に伴い，死亡が減少（ただし半身麻痺は増加）

・平均寿命の延伸➡悪性新生物は増加の一途

・食生活の西洋化➡心疾患の増加 ＜致死率が高い＞

・平均寿命の延伸➡肺炎の増加（2017年から誤嚥性肺炎が別分類となったため，減少）

・医療の発展➡多くの疾患の予防が可能➡**老衰**が増加

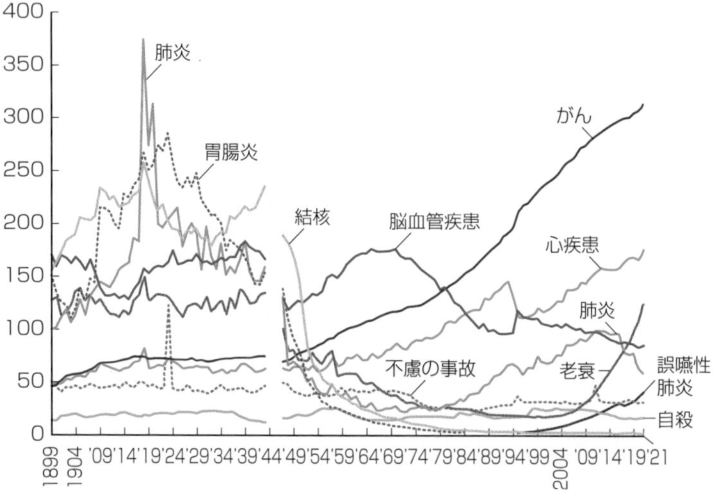

主要死因別死亡率（人口10万人対）の長期推移（1899〜2021年）（厚生労働省：人口動態統計）

注）災害，事故などによる病気外の死因は「自殺」を除いて略．1994年の心疾患の減少は，新しい死亡診断書（死体検案書）（1995年1月1日施行）における「死亡の原因欄には，疾患の終末期の状態としての心不全，呼吸不全等は書かないでください」という注意書きの事前周知の影響によるものと考えられる．2017年の「肺炎」の低下の主な要因は，ICD-10（2013年版）（平成29年1月適用）による原死因選択ルールの明確化によるものと考えられる．最新年は概数．

Ⅲ．寝たきりの原因

・**寝たきり**とは，1日の大半を寝て過ごしている状態で，日常生活の動作を自力で行う際になんらかの介助が必要な状態をいう．

・寝たきり（重度の要介護）の原因は**脳卒中**，**認知症**，**骨折・転倒**が多い．

要介護度別の原因疾患（厚生労働省，国民生活基礎調査，2019）

	1位		2位		3位	
要支援1・2	関節疾患	19%	衰弱	16%	骨折・転倒	14%
要介護1〜5	認知症	24%	脳卒中	19%	骨折・転倒	12%
要介護5	脳卒中	25%	認知症	24%	衰弱	9%
全体	認知症	18%	脳卒中	16%	衰弱	13%

寝たきり度（日常生活自立度）（平成3年11月18日老健第102-2号 厚生省大臣官房老人保健福祉部長通知）

生活自立	ランクJ	なんらかの障害などを有するが，日常生活はほぼ自立しており独力で外出する
準寝たきり	ランクA	屋内での生活はおおむね自立しているが，介助なしには外出しない
寝たきり	ランクB	屋内での生活はなんらかの介助を要し，日中もベッド上での生活が主体であるが，座位を保つ
	ランクC	1日中ベッド上で過ごし，排泄，食事，着替えにおいて介助を要する

要介護度の状態区分

自立	介助の必要がない
要支援1	動作や掃除などの日常生活の一部に見守りや支援が必要
要支援2	機能の維持や改善のためになんらかの支援が必要
要介護1	排泄や入浴などに部分的な介護が必要
要介護2	歩行や起き上がりなどに部分的な介護が必要
要介護3	排泄や入浴，衣服の着脱などにもほぼ全面的な介護が必要
要介護4	日常生活ほぼ全般を介護なしで行うことが困難
要介護5	意思の伝達も困難で，介護なしには日常生活が不可能

Ⅳ. 人口統計

A 日本の高齢化

1) 区分

①14歳以下：**年少人口**．1955年から減少

②15～64歳：**生産年齢人口**．1980年頃から減少

③65歳以上：**老年人口（高齢者）**．1990年頃から増加

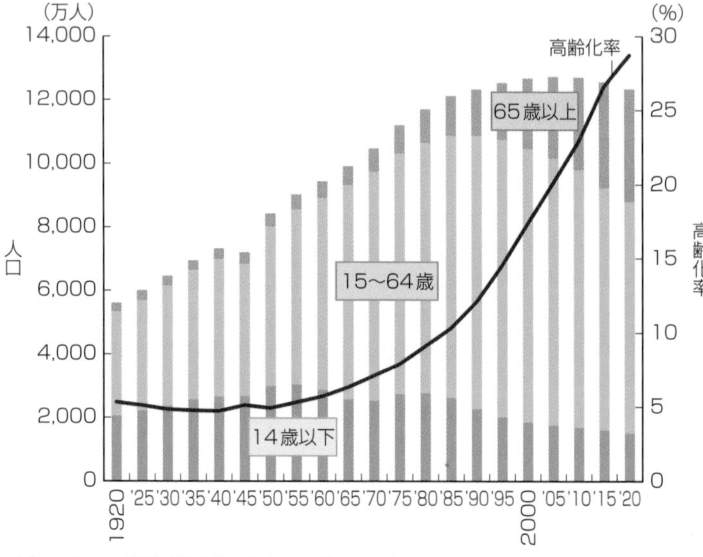

日本の人口の推移（総務省，日本の統計，2022）

2) 高齢化率（老年人口率）

・総人口に占める高齢者の割合

・1990年頃から急増

・高齢化率7％以上：**高齢化社会**（aging society）

14％以上：**高齢社会**（aged society）

21％以上：**超高齢社会**（ultra-aged society）：2021年は29.1％

3) 老年化指数（老年人口÷年少人口×100）

老年化の程度を高齢化率より敏感に示す（2021年で245.7%）.

4) 前期高齢者と後期高齢者

高齢者は**前期高齢者**（65〜74歳）と，**後期高齢者**（75歳以上）に区分される．さらに90歳以上は**超高齢者**，100歳以上は**百寿者**ともいう．

B 日本の高齢化の原因と弊害

1) 原因

出生率低下＋寿命延長➡少子高齢化

2) 高齢化の弊害

生産年齢の負担増加，高齢者のQOL低下，社会の活力低下

C 高齢化率を下げる要因

1) 出生率の向上

子育て支援などで2006年以降，やや向上

2) 移民受け入れ

治安悪化の心配があるが，新たな在留資格で増加

3) 老後の海外移住

増加しているが，ビザ，言語，医療の問題あり

4) 高齢者の定義の変更

「65歳以上」を「75歳以上」にする動きあり

D 人口構造（人口ピラミッド）

1) 日本の人口ピラミッドの変化

富士山型➡釣り鐘型➡つぼ型，と変化

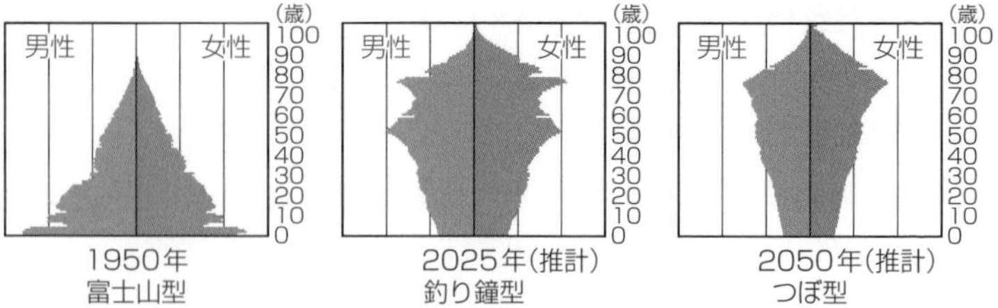

日本の人口ピラミッドの変化(国立社会保障・人口問題研究所ホームページより)

2) 世界と日本の高齢化の速度の違い(倍加年数)

・西欧先進国は徐々に高齢化，日本は1950年以降，急激に高齢化(世界のトップ)

・**倍加年数**(高齢化社会から高齢社会に至るまでの年数)：日本は24年ときわめて短い.

・今後は，韓国，シンガポール，中国などで急激な上昇が予想される.

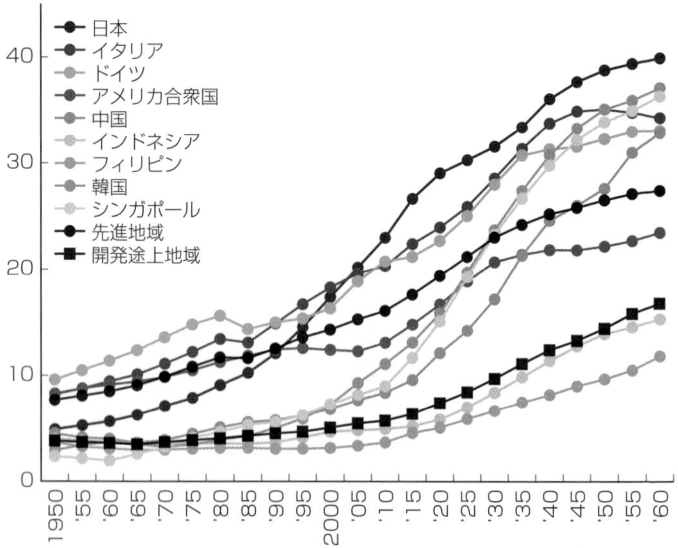

世界の高齢化率の推移(長寿科学振興財団ホームページより改変)

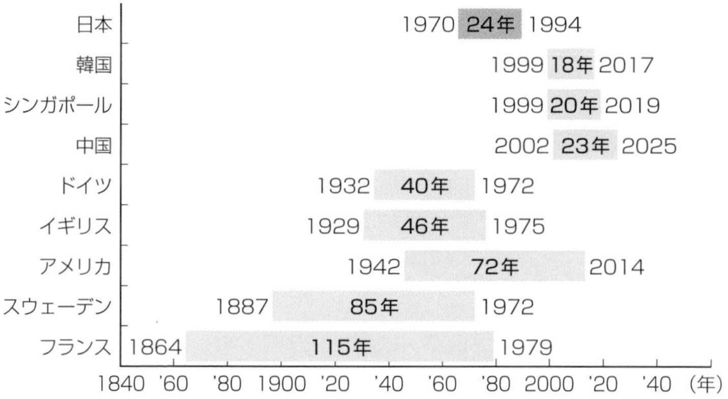

高齢化率の倍加年数（内閣府，平成30年版高齢社会白書，2019）

CHECK! 倍加年数

高齢化率が7％（高齢化社会）から14％（高齢社会）に至るまでの年数

V．寿命：平均余命，平均寿命，健康寿命

A 平均余命

ある集団において，ある年齢の人がその後，何年生存するかという期待値 年齢によって違う！

B 平均寿命

・ある人口集団における0歳時の平均余命（WHO）
・現在の死亡率が引き続き適用される場合，新生児が生存すると予想される平均年数
・世界的に上昇傾向にあり，日本はトップクラス

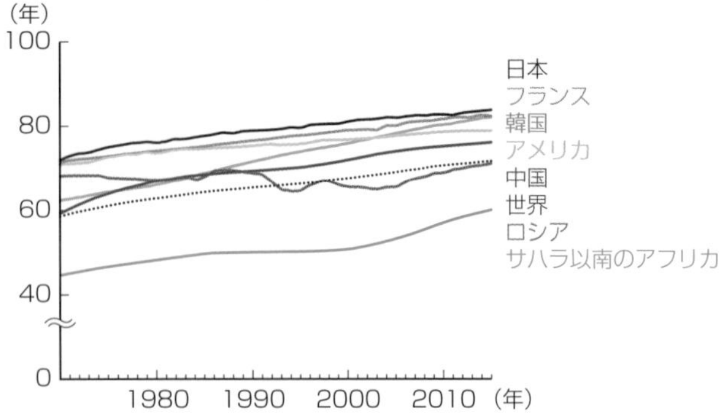

世界の平均寿命（WHO，2020より改変）

C 健康寿命

平均寿命から，日常的・継続的に医療や介護に依存して生きる期間を除いた期間（WHO）

CHECK! 平均余命，平均寿命，健康寿命の関係

- 健康寿命のデータのある2016年でみると，健康寿命と平均寿命の差は，男性8.9年，女性12.3年であり，この期間は不健康な期間である．
- ただし，70歳の男性の平均余命は16年で，平均して86歳まで生きる．

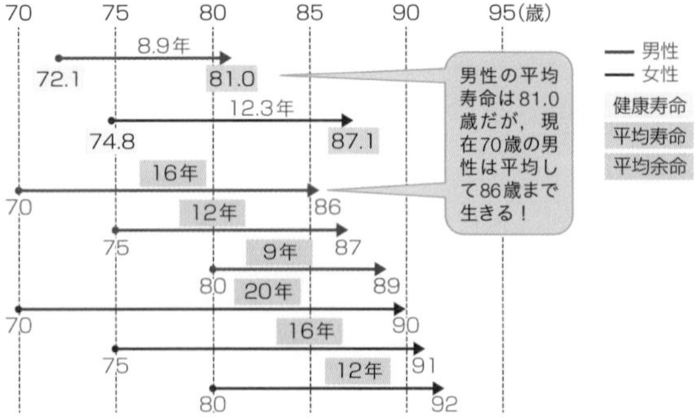

（厚生労働省，簡易生命表，2016；健康長寿のあり方に関する有識者研究会，2019）

Chapter 3

社会保障・口腔保健

Check Point

・高齢者に対する医療・保健・福祉の法制度を理解する.
・介護保険制度の概要とサービス内容について理解する.
・高齢者の医療制度を理解する.

I. 口腔健康とヘルスプロモーション

ヘルスプロモーション：WHO（世界保健機関）がオタワ憲章（1986年）で提唱し，バンコク憲章（2005年）で再提唱した新しい健康観に基づく21世紀の健康戦略

1）定義

・**人々がみずからの健康とその決定要因をコントロールし，改善することができるようにするプロセス**
・「すべての人々があらゆる生活舞台−労働・学習・余暇そして愛の場−で健康を享受することのできる公正な社会の創造」が健康づくり戦略の目標

2）目標実現の活動方法

①健康な公共政策づくり
②健康を支援する環境づくり
③地域活動の強化
④個人技術の開発
⑤ヘルスサービスの方向転換

3) 高齢者のヘルスプロモーションにおける口腔保健

・歯・口腔の健康は認知症や糖尿病などの全身疾患の発生や進行と関連がある(**オーラルフレイル**, →p.50参照).

・口腔・歯科疾患は食生活・歯磨き・喫煙などの生活習慣によることが多いため, 口腔保健を組み込む必要がある.

Ⅱ. 高齢者の社会保障

・社会保障は, 病気・けが, 失業, 加齢による身体の衰えなどにより, 最低限の生活すらできない状態にならないように支える制度で, 国民の「安心」や生活の「安定」を支える, いわばセーフティネットである.

・社会保障は, 医療・保健・福祉・介護(福祉の一部)からなり, これらの連携が重要である.

Ⅲ. 高齢者医療

A 高齢者医療確保法(高齢者の医療の確保に関する法律)

高齢者医療制度は, 歴史的には老人福祉法, 老人保健法と根拠法が変遷してきたが, 2008 年に老人保健法を大幅改正するかたちで**高齢者医療確保法**が施行され, 前期高齢者医療制度と後期高齢者医療制度がつくられた.

医療費の自己負担割合

項目	区分	自己負担[*1][*2]
〜6歳	義務教育就学前	2割
7〜64歳	一般	3割
65〜69歳	前期高齢者医療 (70〜74歳を高齢受給者)	3割
70〜74歳		2割[*3]
75歳〜	後期高齢者医療	1割[*3]

*1 収入により自己負担上限額は異なる

*2 一定以上の障害があると1割

*3 現役並み所得だと3割

1) 前期高齢者医療制度

前期高齢者の加入人数の多い国民健康保険の財政支援を，若年者の加入の多い健康保険組合などが，「前期高齢者納付金」という名で多く負担し，制度間の調整をはかる制度

2) 後期高齢者医療制度

・高齢者の医療にかかる費用の一定程度を高齢者自身の保険料で賄う制度．それまで世帯単位だった被保険者（本人と家族）から，原則**75 歳以上の高齢者が個人で加入**し，保険料を払うようになった．

・人口規模の少ない市町村単位の国民健康保険から，財政規模の大きな都道府県単位の**後期高齢者医療広域連合**が単位となった．そのため，高額医療の患者による財政破綻も防げ，比較的安定的な運営が可能となった．

Ⅳ．保健：健康日本21

2013（平成25）年に第4次国民健康づくり対策の一環として「健康日本21（第二次）」が策定された．その後の10 年間における国民の健康の増進・推進に関する基本方針．下記5項目の⑤に**歯・口腔の健康**があり，各ライフステージに応じた達成目標（2022年）がある．

①健康寿命延伸と健康格差縮小：生活習慣改善・社会環境整備

②生活習慣病発症予防と重症化予防：がん，循環器疾患，糖尿病，COPD

③社会生活を営むために必要な機能の維持・向上：自立した日常生活

④健康を支え守るための社会環境整備：社会全体が相互に支え合う

⑤生活習慣改善および社会環境改善：栄養・食生活，身体活動・運動，休養，飲酒，喫煙，**歯・口腔の健康**

・子どもの齲蝕予防は達成されているが，**歯周病は中年で悪化**しており，**高齢者の歯の数は達成**されているが，**咀嚼機能は未達成**である．

歯・口腔の健康に関する現状と目標　よくでる

	策定時	経過／達成	2022年の目標
幼児期の齲蝕予防			
3歳児で齲蝕なしが80％以上の都道府県	6都道府県：2009年	26都道府県：2015年	23都道府県
学齢期の齲蝕予防			
12歳児の一人平均齲歯数が1.0歯未満の都道府県	7都道府県：2011年	28都道府県：2016年	28都道府県
成人期の歯周病予防			
20歳代の歯肉炎	32％：2009年	27％：2014年	25％
40歳代の進行した歯周炎	37％：2005年	45％：2016年	25％
60歳代の進行した歯周炎	55％：2005年	62％：2016年	45％
歯の喪失防止			
過去1年間の歯科検診受診者	34％：2009年	53％：2016年	65％
40歳で喪失歯のない者	54％：2005年	73％：2016年	75％
60歳で24歯以上の歯	60％：2005年	75％：2016年	70％
60歳代における咀嚼良好者	73％：2009年	71％：2017年	80％
80歳で20歯以上の歯	25％：2005年	51％：2016年	50％

V. 老人福祉

・老人の福祉に関する原理を明らかにするとともに，老人に対し，その心身の健康の保持および生活の安定のために必要な措置を講じ，もつて老人の福祉をはかることを目的として**老人福祉法**を制定（1963年）.

・老人福祉は，大きく**在宅サービス**と**施設サービス**に分けられる.

・給付の方法は，老人福祉法が規定する「**福祉の措置**」と，介護保険制度に基づく「**サービス利用契約**」に分けられる．現状では，介護保険制度において同様のサービスがある場合はそちらが優先され，「福祉の措置」はやむをえない理由により医療や介護保険が利用できない場合に限り行われることとなっている.

A 老人福祉法

社会福祉6法の1つ！

老人福祉法は，高齢者が，生きがいをもって，自分の生き方を選択し，自立した生き方ができるようにすることを目的につくられた．

第1章：総則：高齢者も生きがいをもち身心も穏やかに生活する福祉を実践

第2章：福祉の措置：自治体がどうやって高齢者を支援するかを規定

第3章：老人ホームなどの計画

第4章：サービスの費用

第5・6章：雑則：老人福祉法を円滑に施行するための微調整

CHECK! 社会福祉6法

①児童福祉法，②生活保護法，③老人福祉法，④母子および父子ならびに寡婦福祉法，⑤身体障害者福祉法，⑥知的障害者福祉法

Ⅵ. 介護保険

・介護保険とは，介護が必要な人（要支援者・要介護者）に介護費用の一部を給付する制度

・**介護保険法**は，それまでの老人福祉法に基づく「福祉の措置」から「サービスの自己選択と契約」への転換を目的に，1997年に制定

・給付を受けるには，介護がどの程度必要か判定してもらい（**要介護認定**），各市町村や専門機関に一定の手続きをする必要がある．

A 介護保険制度の仕組み

介護が必要となった高齢者とその家族を社会全体で支える．

①介護保険の利用者の自立支援を目指す

②利用者本位のサービス利用（みずから選択）ができる

③給付と負担の関係が明確である「社会保険方式」を採用している

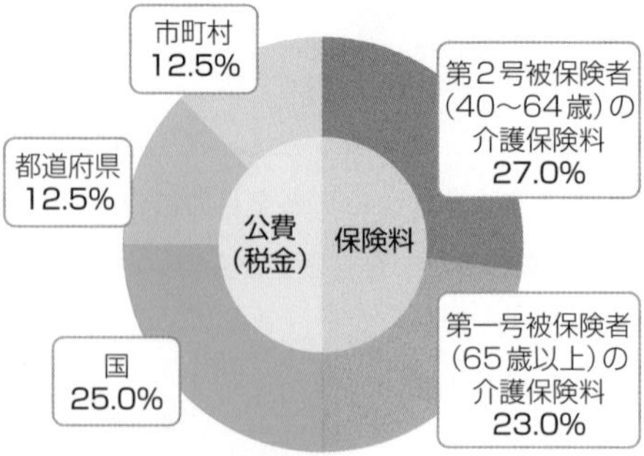

介護保険の費用負担割合
(厚生労働省：2019年6月25日時点)

B 制度にかかわる人びと

1) 保険者

直接運営している**市町村**および**特別区**

2) 被保険者

介護保険料を払う.

①第1号被保険者：65歳以上．サービスを受けられる

②第2号被保険者：40〜64歳．16の特定疾病がある場合に給付対象

3) サービス提供事業者

介護サービスを提供する.

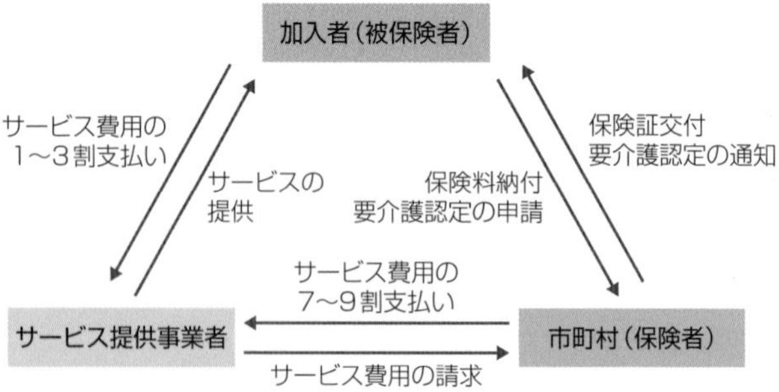

C 要介護認定 市町村による

①市町村へ認定申請を行う.

②市町村は，認定調査員を派遣し，74 項目の質問に沿って調査する.

➡調査データはコンピュータプログラムにより第一次判定

③被保険者の主治医が主治医意見書を提出する.

④介護認定審査会にて②③を審査し，第二次判定

⑤市町村は判定結果をもとに要介護認定する.

区分	状況	月の限度額 (2019.10〜)
要支援1	掃除や着替え，歩行，立ち上りなどの一部に手助けが必要．改善・回復の可能性が高い	50,320円
要支援2	掃除や着替え，歩行，立ち上りなどに部分的な手助けが必要．要介護状態になる可能性と改善・回復の可能性	105,310円
要介護1	掃除や着替えなど，身の回りの世話は全般的に介助が必要．排泄・食事などの基本的動作は，ほぼ可能	167,650円
要介護2	身の回りの世話の全般に介助が必要．認知症の場合，物事の理解が難しくなる	197,050円
要介護3	日常生活にほぼ全面的に介護が必要．認知症による判断力の低下がみられる	270,480円
要介護4	介護なしで日常生活を送ることが困難．判断能力の低下がみられ認知症の周辺症状が増える	309,380円
要介護5	ほぼ寝たきり．介護なしでは日常生活を送れない．判断能力の低下，認知症の周辺症状が多い	362,170円

・要介護区分の有効期限は，3か月〜2年の範囲
・引き続き介護サービスを受ける際には継続申請が必要
・状態の悪化などによる区分の変更が必要な場合には再認定が必要

D 介護給付

1) ケアプランの作成

ケアマネジャー（**介護支援専門員**）が，利用者のニーズを把握し，どのような援助を行うことが自立支援につながるのかを考慮したうえで，要介護度に応じた限度額内で利用すべきサービスの種類，頻度，時間などのケアプランを作成する.

2) 介護給付の種類

(1) 居宅サービス (在宅サービス)

分類	名称	概要
訪問系	訪問介護 (ホームヘルプ)	ホームヘルパー資格保有者や介護福祉士が訪問し以下を行う ①身体介護 (入浴, 食事, 排泄など) ②生活援助 (掃除, 洗濯, 調理など) ③通院のための乗車, 降車の介助
	訪問入浴介護	浴槽を積んだ入浴車で自宅を訪問し, 入浴の介護をする
	訪問看護	医師の指示に基づいて, 看護師などが訪問し, 療養上の世話や診療の補助をする
	訪問リハビリテーション	医師の指示に基づいて, 理学療法士, 作業療法士, 言語聴覚士が自宅に訪問し, 必要なリハビリテーションを行う
	居宅療養管理指導	医師, 歯科医師, 薬剤師, 歯科衛生士, 管理栄養士が訪問し, 療養上の管理・指導 (口腔衛生指導も含む) を行う
通所系	通所介護 (デイサービス)	日中, 施設などに通い, 日常生活上の支援 (食事の介護・入浴など) や簡単な機能訓練やレクリエーションを行う
	通所リハビリテーション (デイケア)	日中, 医療機関や介護老人保健施設などに通い, 日常生活上の支援 (食事の介護・入浴など), 必要なリハビリテーションを受ける
短期入所系	短期入所生活介護 (ショートステイ)	普段は自宅で生活する利用者が期間を決めて介護老人福祉施設・介護老人保健施設・病院・診療所に短期間入所する 家族の介護負担を軽減する目的も
	短期入所療養介護 (ショートステイ)	

(2) 施設サービス

名称	概要
介護老人福祉施設 (特別養護老人ホーム) (特養)	常に介護を必要としており, 在宅での生活が困難な状態にある寝たきりや認知症の高齢者 食事・排泄・入浴などの介護や機能訓練などがサービスの中心 入所期限は特に定められていない
介護老人保健施設 (老健)	症状が慢性期にある高齢者に対して, リハビリテーションを中心に看護・介護や限定的な医療を行う 入所期限は2年だが, 在宅復帰強化型の施設では数か月程度が標準
介護医療院	吸引や経管栄養など長期的な医療ニーズの高い要介護者 医療機能と生活施設としての機能を兼ね備えた施設で, 看取りを支える役割もある 「介護療養型医療施設」が2017年度末で廃止され, 介護医療院が創設された

(3) 地域密着サービス

分類	名称	概要
訪問系	夜間対応型訪問介護	基本的に夜10時から翌朝6時まで 自宅で急に具合が悪くなったときなどにコールボタンで対応
	定期巡回・随時対応型訪問介護	1日複数回の訪問が可能で，24時間365日緊急コールに対応．医療への対応も可能．月額包括報酬
通所系	地域密着型通所介護	定員が18名以下の小規模なデイサービス
	認知症対応型通所介護	認知症の診断がある人のみ利用可能 定員が最大12名で，小人数で個別介護が可能
小規模多機能型	小規模多機能型居宅介護	事業所「通い」，自宅「訪問」，事業所「宿泊」を組み合わせてすべてのサービスを顔なじみの職員で対応．月額包括報酬
	看護小規模多機能型居宅介護	小規模多機能型居宅介護のサービスに訪問看護の機能を追加．より医療依存度の高い人へ対応
居住系	認知症対応型共同生活介護 (グループホーム)	認知症の人が1ユニット9名までの少人数で共同生活をしながら，地域の住民との交流などにより，認知症の症状緩和を図る
	地域密着型特定施設入居者生活介護	定員29人以下の小規模で運営される介護付有料老人ホームなど
入所	地域密着型介護老人福祉施設入所者生活介護	定員29人以下の小規模で運営される特別養護老人ホーム

(4) 介護保険外の施設・サービス

介護サービスも併用可

外部サービス利用型 有料老人ホーム	介護サービスは外部事業者を利用
サービス付き高齢者住宅 (サ高住)	安否確認と生活相談サービス
軽費老人ホーム (ケアハウス)	老人福祉法を根拠法にするが，介護保険サービスが併用可
未届け有料老人ホーム (無届け介護ハウス)	届出を出していない高齢者施設．介護の質の維持が困難 所得が低く，身寄りがない高齢者の受け皿
通所介護(デイサービス)における宿泊サービス (お泊りデイ)	インフォーマルな自費サービス

Ⅶ. 関連法

A 健康増進法 2003年5月施行

・急速な高齢化の進展および疾病構造の変化に伴い，国民の健康増進の重要性が増大しており，国民の健康増進の総合的な推進に関する基本法で，栄養の改善など国民の健康増進をはかる．

・市町村は生活習慣相談・保健指導をする（歯科医師，歯科衛生士による相談・指導を明記）．

・2008年改正：40，50，60，70歳の節目検診の歯周疾患検診が補助対象事業

・2018年改正：受動喫煙防止

B 歯科口腔保健法 2011年8月10日施行

・正式名称：歯科口腔保健の推進に関する法律

・歯科医療と口腔保健に関する理念と方向性を規定した法律

・ライフステージ別の効果的な対策，関連施策との有機的な連携を明示している．また，地方公共団体が歯科保健施策の実施を支援するために，**口腔保健支援センター**を設置できることを明記

C 高齢者虐待防止法 2006年4月1日施行

・正式名称：高齢者虐待の防止，高齢者の養護者に対する支援などに関する法律

・高齢者虐待を，「養護者によるもの」と「要介護高齢者施設従事者などによるもの」に分け，①身体的虐待，②ネグレクト（著しい減食・放置，養護者以外の同居人による虐待行為の放置），③心理的虐待，④性的虐待，⑤経済的虐待の5つをあげている．

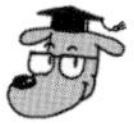

コラム：高齢者の虐待

・高齢者の虐待は増加しつつあり，年間20名以上の死者
・虐待の徴候：脱水，不衛生，外傷痕，多発骨折，難聴，内臓損傷など
・虐待が疑われるときは，地域包括支援センターや行政機関に連絡する．

Ⅷ．関連職種

（人数は概数）

職種	人数	主な業務
歯科医師	10万人	歯科医療と保健指導を司り，公衆衛生の向上と増進に寄与し，国民の健康な生活を確保する
歯科衛生士	12万人	歯科医師の指示の下に，歯科予防処置，歯科診療補助，歯科保健指導を行う
歯科技工士	3万人	歯科医療用の補填物や矯正装置などを製作，修理，加工する
医師	31万人	医療と保健指導を司り，公衆衛生の向上と増進に寄与し，国民の健康な生活を確保する
薬剤師	29万人	医師・歯科医師の発行した処方箋に基づいて調剤を行う
看護師	109万人 （保健師5万人，助産師3万人を含む）	療養上の世話，診療の補助を行い，患者教育を行う
診療放射線技師	4万人	医師，歯科医師の指示の下に，放射線を人体に対して照射する
臨床検査技師	5万人	医師，歯科医師の指示の下に，微生物・検体・生理学的検査を行う
理学療法士	7万人	医師の指示の下に，身体障害者に対し，運動療法・物理療法を行う
作業療法士	4万人	医師の指示の下に，身体・精神障害者に対し，日常生活動作訓練などの作業療法を行う
言語聴覚士	1万人	医師，歯科医師の指示の下に，言語・聴覚障害者に対して発声訓練を行う．また，指示の下に嚥下訓練を行うことができる
栄養士	100万人	主に健康な人を対象として栄養指導と食事管理
管理栄養士	20万人	専門的知識・技術を要する栄養指導，給食管理
その他の医療職	救急救命士：3万人　など 歯科助手：正式な資格ではない	

Chapter 4
全身の加齢と老化

Check Point

・加齢と老化の違いを理解する．
・全身の老化を理解する．
・薬物動態の変化を理解する．

Ⅰ．加齢と老化

・**加齢**：誕生から死までの経過で，すべての人に起こるすべての変化
・**老化**：成熟期以降に起こる有害な生体機能の低下（加齢の一部）

A 生理的老化

生理的老化の４原則

①普遍性（必ず生じる）
②進行性（徐々に生じ，後戻りしない）
③有害性（生体に不利益）
④内在性（外からの要因なしでも生じる）

B 病的老化

生理的老化にさまざまな疾患や環境などの外部因子が加わり，顕著に有害．可逆的な場合もある．

C 老化の仮説

1）分子レベル，細胞レベルの老化

①フリーラジカル説（酸化ストレス説）：酸化反応で細胞機能が低下

②プログラム説：遺伝子により老化や寿命は制御（テロメア）➡早老症

③突然変異説：DNA に突然変異

④エラー破綻説：遺伝子の転写・翻訳のエラーの蓄積

⑤タンパク架橋説・異常タンパク質蓄積説➡ Alzheimer型認知症

⑥細胞分化異常化説：遺伝子発現調節機構の障害による細胞分化異常

⑦ミトコンドリア異常化説：フリーラジカルによりミトコンドリアが傷害

2）組織レベル，器官レベル，個体レベルの老化

①細胞の機能や数の低下（細胞レベルの老化が生じた場合）

②老廃物の蓄積（コレステロールによる動脈硬化など）

③細胞外基質の変化（コラーゲンの蓄積など）

Ⅱ．全身の老化

老化は個人差が大きく，生活習慣，環境，遺伝的要因などが影響

A 脳・神経系

・代表的疾患：認知症，脳卒中，Parkinson 病

・生理的変化：神経細胞数・機能の減少・低下，シナプスの減少

・病的変化：アミロイドβの蓄積（Alzheimer型認知症），タウタンパクの変化（前頭側頭型認知症），αシヌクレインの変化・蓄積（Lewy小体型認知症）

・運動機能や感覚機能：低下する．

・高次脳機能➡知的機能の老化

B 筋肉系 （→ p.4「サルコペニア」参照）

・筋線維：減少し，細くなる（速筋減少，遅筋増加）

・筋体積：減少➡筋力低下（個人差大）➡活動性低下・転倒リスク増大

C 骨格系

・骨量が減少し，骨粗鬆症，骨折，変形性関節炎

・女性：更年期からのエストロゲン減少で，急激に骨量減少

D 循環器系

・代表的疾患：高血圧症，心筋梗塞，狭心症

・心臓：心筋細胞減少，心房容積増加，弁の石灰化・狭窄➡弁膜症

・血管：動脈周径の拡大，動脈壁（特に内膜）の肥厚，血管の硬さが増加

・血圧：収縮期血圧上昇・拡張期血圧低下➡脈圧増大

圧受容体反射低下➡日内変動増加

・刺激伝道系：線維化➡不整脈（洞不全症候群，房室・脚ブロック）

E 呼吸器系 よくでる

・慢性閉塞性肺疾患（COPD）の増加（特に65歳以上）

・肺活量減少：肺弾性・収縮力低下➡**残気量**増加

・換気機能低下（肺コンプライアンス低下）

・胸壁が硬くなる（胸郭コンプライアンス低下）

・横隔膜筋力低下

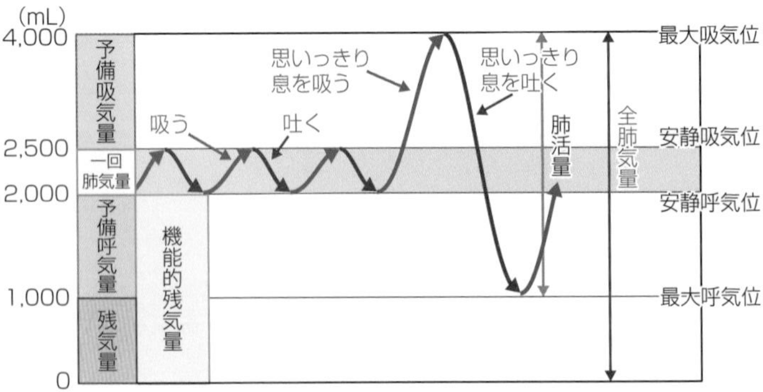

肺機能検査（スパイロメーター）による肺機能の模式図

F 腎臓・泌尿器系

・腎臓（腎血流量低下：80歳で30歳の50％）
・糸球体毛細血管減少・消失➡糸球体が硬化
・腎血管系の内腔の狭小化・閉塞
・尿細管の細胞減少➡ネフロン長が短縮
・血清クレアチニン値が上昇（筋肉でつくられる老廃物）
・抗利尿ホルモン（バゾプレシン）の反応低下➡希釈能力低下
・膀胱・尿道・前立腺（頻尿・排尿困難，尿失禁）
・筋成分の結合組織化，抹消神経萎縮➡膀胱容積減少，膀胱伸展減少
・前立腺肥大➡男性の排尿困難や残尿感
・尿道括約筋の筋力低下➡女性の尿失禁

G 消化器系　癌発生が多い

・食道粘膜・固有筋層の萎縮➡蠕動運動の異常
・下部食道括約筋の弛緩➡胃酸逆流➡逆流性食道炎
・胃粘膜の萎縮：加齢ではなく，ヘリコバクター・ピロリ菌の感染
・小腸の絨毛長の減少，筋層の萎縮➡脂質，糖質，カルシウムの吸収低下
・大腸運動機能低下，腸内細菌叢変化，服用薬剤➡便通異常
・肝臓の重量・血流量：減少➡薬物の肝代謝機能が低下

H 内分泌・代謝・生殖系　性差が大きい

・エストロゲン（女性ホルモン）：卵巣機能低下（更年期）➡急激に減少➡自律神経失調症状（更年期障害），骨粗鬆症
・テストステロン（男性ホルモン）：徐々に減少➡精力減退
・メラトニン（脳の松果体，睡眠調整作用），副腎皮質アンドロゲン：減少
・代謝系：多彩な変化
例：カルシウム代謝変化➡女性では骨粗鬆症を発症しやすい

I 免疫系　機能低下する

・感染機会が増加➡日和見感染（帯状疱疹，MRSA，カンジダ症など）
・先天性免疫系：顆粒球，マクロファージは生涯を通じて変化少ない
・後天性免疫系：B細胞，T細胞の機能は20歳代をピークに低下
・胸腺は加齢とともに退縮し，胸腺で増殖，分化するT細胞が減少

Ⅲ．知的機能の老化

A 知的機能　脳の影響が大

・**記憶**：記銘・把持・再生からなり，短期記憶と長期記憶に大別．認知症では，特に記銘と把持が障害される．
・**見当識**：時間（日付，曜日），場所（住所），人物の判断力．認知症では，時間の見当識から障害される．
・**遂行機能**：行動目標や計画を実行し修正完結する能力．認知症では，遂行機能の障害によりADLが低下する．
・**失語**：多くは左大脳半球の障害が原因．読む・聞く・話す・書く機能が低下する．構音器官の障害（舌，口蓋の切除など）とは区別される．
・**失行**：運動麻痺によらない運動が遂行できない状態
・**失認**：感覚障害によらない認知障害．代表例に視覚失認がある．
・**流動性知能**（記憶・計算）：20歳代をピークに加齢により低下する．
・**結晶性知能**（判断・思考）：経験増加により中高年まで上昇し，それ以降も加齢による低下は緩やか（→p.5，6参照）　よくでる

B 心理的因子　個人差が大きい

1）うつ病

気分障害の一種で，抑うつ，精神活動の低下，食欲低下，不眠，不安などを特徴とした精神障害．定年退職，知人の死去，生活目標や健康の喪

失などが引き金

2) 抑うつ

うつ病の主要症状．気分が落ち込み，活動，思考，行動，感情が低下

3) せん妄

高齢男性に多く，なんらかの原因で脳の機能が低下し，意識の混濁，幻覚，錯覚がみられるような状態

Ⅳ．薬物動態の変化

1) 服薬アドヒアランス（服薬遵守）

患者が自分の病気を受け入れ，主治医を信頼し，薬のことも理解して正しく服薬すること．高齢者では，認知機能の低下から，服薬アドヒアランスが低下しがちである．

2) 多剤併用：ポリファーマシー

5～6種類以上の薬剤を服用すること．6種類以上の薬の服用で副作用が多い．

3) 薬物カスケード

薬剤の副作用に対して別の処方がなされ，さらにその副作用が次の処方につながるという連鎖

カスケードは「連なった小さい滝」のこと

4) 初回通過効果

経口投与では，薬物が全身循環をする前に肝臓を通過し，一部が薬物代謝酵素（チトクロームP-450など）により分解されるために，生物学的利用率（バイオアベイラビリティ）が低くなること．高齢者では肝機能の低下により初回通過効果が低下する➡薬が効きやすい

生物学的利用率（バイオアベイラビリティ）：服用した薬物が全身循環に到達する割合

5) クレアチニンクリアランス

腎臓の糸球体が老廃物などを取り除く力．血清中と尿中のクレアチニンの量を比較し，腎機能を把握．これが低い場合は，腎臓で排泄される薬剤の投薬量を減らす．

	老化現象	薬物動態変化
投与	服薬アドヒアランス低下 多剤併用，薬物カスケード	効果不安定 副作用多い
吸収	胃腸機能低下→吸収低下	効果が遅い
分布	脂肪増加→油性の薬の蓄積大 水分減少→水性の薬の蓄積小	効きにくいが長もち 効きやすいが切れやすい
代謝	肝機能低下→初回通過効果低下	効きやすく長もち（肝臓代謝薬）
作用	個人差大	効果の差が大きい
排泄	腎機能低下→クレアチニンクリアランス低下	効きやすく長もち（腎臓排泄薬）

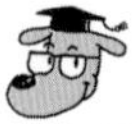

コラム：服薬アドヒアランスと服薬コンプライアンス

以前は，服薬コンプライアンス（患者が規定どおりに服薬すること）という用語が使われていた．治療は医師の指示に従うという考えから，患者との相互理解の下に行っていくものであるという考えに変化してきたことが，コンプライアンスからアドヒアランスという概念の変化につながっている．

V. 感覚

A 体性感覚

感覚は鈍くなり，閾値は上昇する．

五感：表面感覚と特殊感覚4つ（視覚，聴覚，嗅覚，味覚）が五感

1) 表面感覚（皮膚感覚）

皮膚や粘膜の触圧覚，温度覚，痛覚

- 皮膚の弾性は低下し，感覚受容器の機能が低下➡閾値上昇　鈍感になる
- 痛点の分布減少➡閾値上昇　鈍感になる

2) 深部感覚

筋の受容器などからの振動覚，関節覚，深部痛覚➡閾値上昇 ＜ 鈍感になる

B 特殊感覚

1) 視覚

・水晶体の弾性減弱・毛様体筋萎縮➡調節力低下➡老視

・水晶体の混濁➡白内障➡視力低下

・光覚低下➡明暗の順応に時間がかかる．

・眼瞼下垂，網膜神経細胞数の減少，視覚伝達路の機能低下➡視野狭く

2) 聴覚

・蝸牛の機能低下➡老人性（加齢性）難聴

・低音域の聴力：比較的保たれる，高音域の聴力：低下

3) 嗅覚

・嗅神経の減少・嗅覚中枢の機能低下➡においの感受性・識別能が低下

・Alzheimer 型認知症の初期症状：嗅覚障害

4) 味覚 （→ p.43 参照）

・味覚低下，味覚障害

5) 前庭感覚（平衡感覚）

平衡感覚低下＋加齢に伴う筋力低下➡転倒事故

C 内臓感覚

臓器感覚（空腹，渇き，吐き気，便意・尿意，性感覚）と内臓痛
➡低下➡異常を感じにくくなる

Chapter 5
口腔の加齢と老化

Check Point

- 口腔内の老化とその臨床的意味を理解する.
- 口腔周囲の老化とその臨床的意味を理解する.

Ⅰ. 歯・歯周組織・歯列

A 歯

1) エナメル質

・石灰化進行（フッ素濃度増加）➡透過性低下，色調は暗い
・硬く，脆くなり，亀裂を生じやすくなる➡色素沈着➡審美障害
・咬耗や摩耗➡咬合高径低下，咀嚼能力低下，隣接面への食片圧入

2) 象牙質 よくでる

(1) 第二象牙質の形成：歯根完成後の生理的加齢変化
・象牙芽細胞が基質形成➡歯髄腔が狭窄➡髄室角後退，露髄の危険減少
・大臼歯：髄室蓋・髄室底に，多量の象牙質が形成➡髄室開拡が困難
(2) 第三象牙質（修復象牙質）：病的加齢変化
・齲蝕・咬耗➡露出象牙質の歯髄腔側に形成➡歯髄保護，根管治療困難
➡露出した象牙細管に空気が入ると，光学顕微鏡で暗くみえる（死帯）.
(3) 象牙質の硬化（象牙細管の閉塞）：透明象牙質（硬化象牙質）
・象牙細管が石灰化，閉塞，固くなる➡象牙質の透明度増加
➡象牙質の知覚鈍麻，象牙細管の閉塞は根管治療を困難に

3) 歯髄 よくでる

・第二象牙質➡根尖孔狭窄，血流減少➡細胞成分減少，線維増加（網様萎

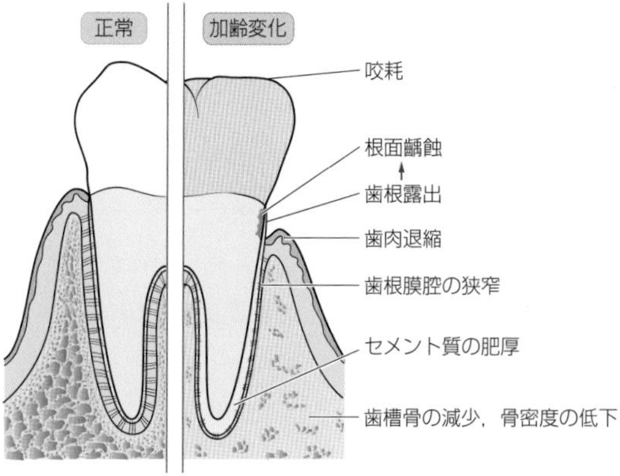

歯と歯周組織の加齢変化

縮)．変性を伴うと変性萎縮

➡低酸素状態になり，アルカリホスファターゼ活性上昇，石灰化亢進〔石灰変性や象牙質粒(歯髄結石)〕

➡空胞変性(空洞状の構造)，硝子様変性(均質無構造)

➡歯髄神経の変性➡疼痛閾値上昇➡削除時の疼痛は少ない

➡歯髄の活性(再生力)低下➡歯髄切断・直接覆髄が困難

B 歯周組織

1) 歯肉

・粘膜上皮菲薄化，角化傾向減少，弾性低下

・歯肉退縮➡歯根露出➡根面齲蝕増加(病的老化)．

2) セメント質

・歯根全体を覆う原生セメント質表面に第二セメント質が生涯にわたり添加され続ける(特に根尖側の1/3と根分岐部)．

➡解剖学的根尖孔拡大，生理的根尖孔との距離は拡大(歯根が長くなる)

➡厚いセメント質は深層が変性し剥離しやすい➡歯周炎(→p.57参照)

3) 歯根膜

・歯根膜腔狭窄，線維芽細胞減少，コラーゲン線維の硝子様変性

➡咬合力の緩衝能力低下（個人差大）

4) 歯槽骨

・歯槽骨の減少（歯周病などによる病的老化）

・無機質含有量低下→多孔性（特に女性）

➡骨折しやすくなり，インプラントの初期固定が困難

C 欠損による歯列の変化

1) 対合歯の挺出

歯の欠損➡咬合平面の乱れ➡咬合干渉（調和・安定した咬合面接触を妨げる歯の接触）

2) 欠損歯の隣在歯の傾斜

➡食片圧入，咬合性外傷（歯周組織の適応能や修復能を超える咬合力による損傷），支持能力低下

3) 歯の近心移動

➡接触点面積増加➡食片圧入，咬合の変化➡叢生

4) 多くの歯を失っても補綴治療を行わない

➡歯列崩壊が進行

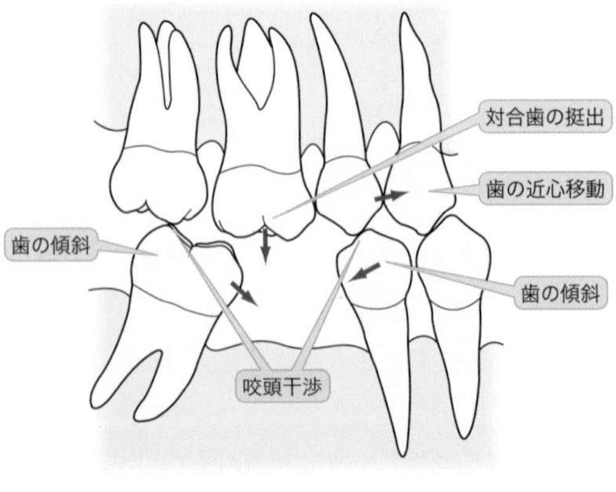

歯の欠損による歯列の変化

Ⅱ．口腔粘膜

・性差があり，女性ホルモンのエストロゲン減少➡粘膜萎縮

・唾液分泌量の低下の影響を受けやすく組織損傷や易感染性につながる.

1）上皮組織

・菲薄化（舌粘膜が顕著）・平坦化，上皮突起の短縮・減少

・唾液分泌低下により乾燥しやすい.

2）粘膜固有層・粘膜下組織

・菲薄化

・弾性線維の崩壊➡弾性・伸縮性低下

・細胞減少➡コラーゲン線維増加➡細胞活動低下

➡細胞間質のコラーゲン線維の増加によって，細胞-血管，細胞-細胞のコミュニケーションがとれず，栄養，老廃物の運搬に支障をきたし細胞活動の減少および細胞死が増加する.

・血流量の減少.

Ⅲ．唾液腺

・腺房細胞の萎縮・減少，間質の線維化，脂肪細胞の増加

・細胞内の脂肪の増加

・唾液分泌量低下（若年者1～1.5L➡高齢者1/2～1/7に減少）

・刺激時唾液はあまり減らない.

・服用薬剤の副作用による唾液分泌低下が多い.

Ⅳ．顎骨と筋

A 顎骨

1) 老化による変化

・骨密度・骨量：減少

・皮質骨：多孔化

・骨梁：減少

・骨髄腔やハバース管：拡大

2) 歯の喪失による変化

・上顎：顎堤は頬（唇）側の吸収が大きい➡顎堤弓が狭くなる

・下顎：顎堤は舌側の吸収が大きい➡顎堤弓が広くなる

・無歯顎になると下顎角が鈍角化

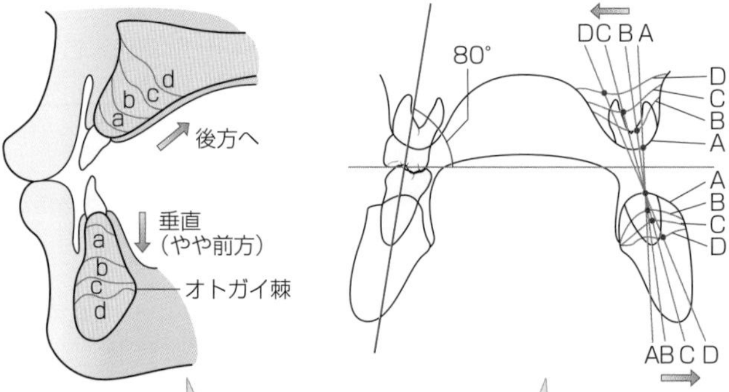

a→d，A→Dへ吸収の進行に伴い顎堤の外形が変化する！

B 筋肉

・筋線維の萎縮や減少➡収縮力が低下➡咬合力低下

・速筋の割合が減る，遅筋の割合が増える➡すばやい運動機能低下

・神経筋系・感覚器系の老化➡筋の協調的運動機能低下

C 顎関節 よくでる

・下顎窩・関節結節の平坦化，下顎頭上端の扁平化・骨面の粗造化

➡矢状顆路角が減少

・関節円板：菲薄化，穿孔，弾性の減少と硝子化

・関節包・靱帯：弛緩➡下顎頭の可動性増加，下顎頭の位置の不安定化，顎関節雑音

・習慣性・陳旧性顎関節脱臼が生じやすい

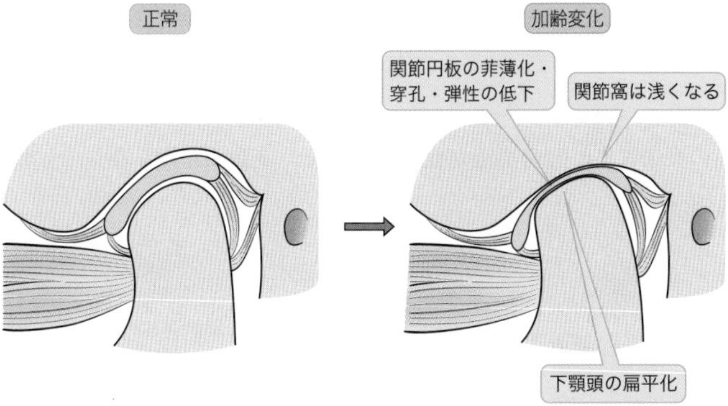

顎関節の加齢変化

V. 顔貌（歯の喪失による変化）

A 皮膚

弾性減少，しわ，しみ，たるみ，乾燥，いぼ

B 下顔面部 よくでる

・**咬筋が萎縮**し，脂肪が増え，皮膚がたるむので，**頬が下垂**する．

・皮膚がたるみ，口裂が下がるので，話すときに**上顎前歯が見えにくい**．

・歯の喪失により口元が後ろに下がるので，しわが増え，**赤唇が薄く**なる．

・歯の喪失により**咬合高径が低下**するので，**下顔面が短く**なり，しわが増える．

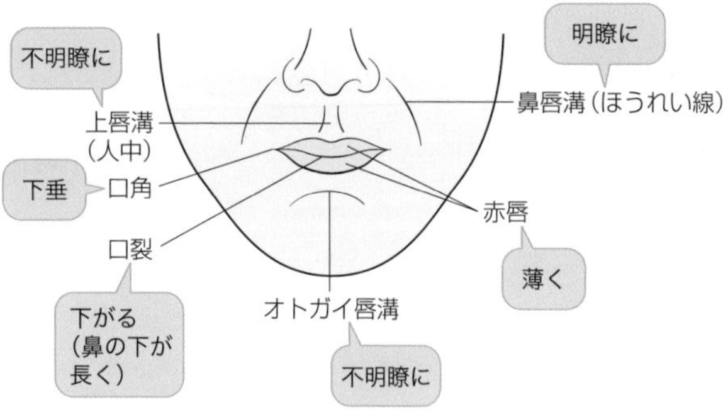

Ⅵ．舌・味覚・咽頭・喉頭

A 舌

・筋線維の減少・脂肪組織の増加➡弾力性の低下・弛緩
　➡巧緻性低下➡咀嚼障害，嚥下障害，構音障害
・粘膜の萎縮・味蕾の減少・代謝異常➡舌の平坦化・味覚閾値の上昇
・口腔清掃状態不良➡舌苔の付着

B 味覚

・甘味，塩味，酸味，苦味，うま味の5基本味と辛味，渋味など
・味蕾の数が減少➡味覚低下（特に塩味と苦味）
・服用薬物の影響・唾液分泌能の低下➡味覚低下
・味覚障害：なんらかの原因で生じる味覚の異常．味覚消退，味覚消失，
　自発性異常味覚，乖離性味覚障害，悪味症，異味症など
・味覚試験は全口腔法，電気味覚試験，濾紙ディスク試験，血液試験など

C 咽頭・喉頭

・咽頭・喉頭の知覚低下
・咽頭の蠕動様運動の低下
・咽頭クリアランス（飲み込む喉の力）の減少
・嚥下反射の惹起遅延（⬅感覚閾値の上昇）
・喉頭下垂➡嚥下反射低下➡**誤嚥**のリスク増加
・舌骨・甲状軟骨の下降➡声門上部の空間拡大➡喉頭室，喉頭前庭の拡大
・喉頭蓋の萎縮，変形
・声帯の萎縮➡発声や構音に影響

Ⅶ. 口腔機能

口腔の器官の老化により，口腔の機能は低下する．咀嚼を例示する．この他にも，嚥下，**発音**，審美なども同様

			加齢変化	影響
口腔の変化	歯	外形	咬耗・摩耗	咬合面形態平坦化
		歯列	近心傾斜・叢生	咬合の不安定化
	口腔組織	咀嚼筋	筋体積減少	筋力低下
		顎骨	歯の欠損により吸収	義歯の安定不良
		顎関節	関節円板穿孔	顎運動の円滑さ低下
		舌	緊張低下	舌運動の円滑さ低下
			味蕾萎縮	味覚低下
		唾液腺	腺房細胞減少，脂肪変性	唾液分泌減少
身体の変化	神経系	細胞数減少，神経伝達物質一部減少		情報処理速度低下，感覚低下
	感覚系	眼球・視神経・嗅神経老化		嗅覚・視力低下

直接は老化ではないが，加齢に伴って生じやすい現象（病的老化）とその影響

現象	影響	咀嚼機能への影響
歯の喪失	咬合接触面積の減少	咀嚼能率の低下
	歯根膜感覚の低下	咀嚼運動の円滑さの低下
不適合補綴装置	疼痛	咀嚼力低下
	違和感	咀嚼運動の円滑さの低下
	食物停滞	咀嚼能率低下
歯周病	歯の動揺	咀嚼力低下
齲蝕	疼痛・齲窩	咀嚼力低下・咀嚼能率の低下

Chapter 6
臨床評価と治療方針の決定

Check Point

・高齢者の医療情報収集のポイントを理解する.
・高齢者の全身の評価のポイントを理解する.
・オーラルフレイルと口腔機能低下症を理解する.

Ⅰ．医療情報の収集

高齢者の特徴(→p.1参照)により，通常の成人に比べて違いがある.

A 医療面接

①高齢者のペースに合わせて傾聴する.
②言いたいことを言える雰囲気を醸成する.
③「ゆっくり」「はっきり」と話しかける.
④わかりやすいことばを使う.
⑤1回の面接で扱うトピックは1つにする.
⑥要点を要約する.
⑦理解を促すために箇条書き，図，絵にして渡す.
⑧付き添いの家族や介護者からも情報収集を行う.
⑨SOAPで記載する.
S(Subjective)：主観的な患者の訴え
O(Objective)：所見，現症
A(Assessment)：診断
P(Plan)：治療計画

B 照会状

全身疾患，服用薬物，検査結果（血液など）をきちんと把握する．

C 日常生活動作（activities of daily living：ADL）

独立して生活するための基本的な身体的動作

1）バーセル指数（Barthel index：BI） よくでる

・①食事，②車いすからベッドへの移動（移乗），③整容，④トイレ動作，⑤入浴，⑥歩行，⑦階段昇降，⑧更衣，⑨排便コントロール，⑩排尿コントロールの10項目

・自立，部分介助，全介助で評価

2）機能的自立度評価表（functional independence measure：FIM）

・28項目を7段階評価

・ADL評価法の中でも，最も信頼性と妥当性があるといわれ，介護負担度がわかる．

3）手段的日常生活動作（instrumental activities of daily living：IADL） よくでる

・ADL（日常生活動作）を基本とした，より高度な動作

・①買い物，②食事の支度，③洗濯，④家事，⑤電話をかける，⑥外出時の移動，⑦金銭管理，⑧服薬管理の8項目をスコア化して評価

D 生活自立度

1）障害高齢者の日常生活自立度（寝たきり度）

ランク：J（生活自立），A（準寝たきり），B，C（寝たきり）→p.11参照

2）認知症高齢者の日常生活自立度

自立・Ⅰ・Ⅱa・Ⅱb・Ⅲa・Ⅲb・Ⅳ・Mの8段階

3）BDR指標（BDR Index） よくでる

①歯磨き（Brushing），②義歯の着脱（Denture wearing），③うがい（mouse-Rinsing）の3項目を3段階で評価

E QOL(quality of life);生活の質

1)包括的尺度

(1) WHO QOL26

①身体的領域, ②心理的領域, ③社会的関係, ④環境の4領域24項目と, QOL全体を問う2項目(生活の質全体, 健康状態の満足)の26項目から構成

(2) SF-36^{TM}, SF-12^{TM}, SF-8^{TM}

特定の疾患ではなく, 健康状態を測る調査票. SF-12^{TM}, SF-8^{TM}は簡易版

(3) EQ-5D(Euro QOL)

①移動の程度, ②身の回りの管理, ③普段の活動, ④痛み/不快感, ⑤不安/ふさぎ込みの5項目

2)口腔関連QOL よくでる

(1) GOHAI(general [geriatric] oral health assessment index)

過去3か月の口腔に関連した12項目の質問. 高齢者以外でも使用可能

(2) OHIP-J(oral health impact profile-Japanese version)

8つの質問領域(①機能の制限, ②痛み, ③心理的不快感, ④身体的障害, ⑤心理的障害, ⑥社会的障害, ⑦ハンディキャップ, ⑧日本語版の追加項目)から構成された54項目

Ⅱ. 全身の評価

A 全身状態 →『歯科国試パーフェクトマスター 歯科麻酔学』参照

B 栄養状態

1)低栄養指標

(1) BMI(body mass index) よくでる

・体重(kg)/(身長(m))^2

・評価：＜18.5：やせ，18.5≦標準＜25，25≦肥満＜30，30≦：高度肥満

(2) アルブミン値

・3.5 g/dL 未満：低栄養

よくでる

2) 主観的包括的アセスメント（subjective global assessment：SGA）

検査が不要で，「病歴」と「身体観察」から，主観的包括評価を行う．

病歴：体重変化，食物摂取変化，消化器症状，機能障害，疾患と栄養必要量

身体観察：スコア0：正常，1：軽度，2：中等度，3：高度

主観的包括評価：良好，中等度不良，高度不良

3) MNA®-SF（mini-nutritional assessment-short form）

食事摂取，体重減少，自力歩行，ストレス・疾患，精神的問題，BMIで評価（BMIが測定不能な場合，ふくらはぎの周囲長で評価）

C 認知機能→p.71参照

D 服用薬剤→p.33参照

多剤併用（服用）（polypharmacy）により，作用の増強，相互作用や副作用（口腔乾燥，錐体外路症状，筋弛緩作用）

Ⅲ．口腔機能の評価

A 咀嚼機能 よくでる

1) 直接的評価 咀嚼自体を評価

(1) 客観的評価 測定値

①**篩分法**：試料咀嚼後の粉砕粒子の分布を評価：ピーナッツ，グミ，生米

②咀嚼試料の内容物の溶出量を評価：ガム，**グミゼリー**（→p.53参照），生米，ATP 顆粒

③食品の混合状態を評価：ガム（咀嚼によって変色するものや，2色のガ

ムを混合するものなど)

(2) 主観的評価 ＜ 患者の感覚

摂取可能食品(アンケート調査):山本式, 佐藤式, 平井式

2) 間接的評価(咀嚼を構成する因子) ＜ 主観的評価は使われていない

下顎運動, 筋活動, 咬合接触状態, **咬合力**→p.52参照

B 舌運動 よくでる

・舌の可動域:舌を前突させ, その量と方向を計測

・舌圧→p.53参照

・嚥下造影検査(VF)→p.94参照

C 発音・構音 よくでる

・発話明瞭度検査:検者が聞いて評価

・鼻咽腔閉鎖機能:内視鏡, 鼻息鏡(→p.106参照)

・パラトグラム検査:発話時の舌と硬口蓋との接触状態(→p.105参照)

・**オーラルディアドコキネシス**:舌, 口唇, 軟口蓋などの運動速度や巧緻性を評価→p.52参照

D 審美

・加齢による変化(口腔, 顔貌), 歯の喪失による変化を主観的に評価

・歯の色調に関しては測定機器もある.

E 味覚 →p.43参照

F 嚥下機能 →p.92参照

G 清掃状態

舌苔スコア(舌表面の舌苔の付着度)→p.51参照

Ⅳ. オーラルフレイルと口腔機能低下

A オーラルフレイルと口腔機能低下症

口腔の諸器官の老化や全身的な問題により，口腔の機能は老化に伴い低下する．

口腔機能の低下を放置していると，食事量の減少や低栄養から**サルコペニア**（筋肉量低下）（→p.4参照）や**フレイル**（虚弱）（→p.3参照）などの心身の機能低下に大きく影響する．すなわち要介護となる状態が加速する．

オーラルフレイルとは，口腔の虚弱であり，4段階で進行する一連の現象・過程のことをいう．第1レベルは「口の健康リテラシー（関心）の低下」，第2レベルは「口のささいなトラブル」，第3レベルは「口の機能低

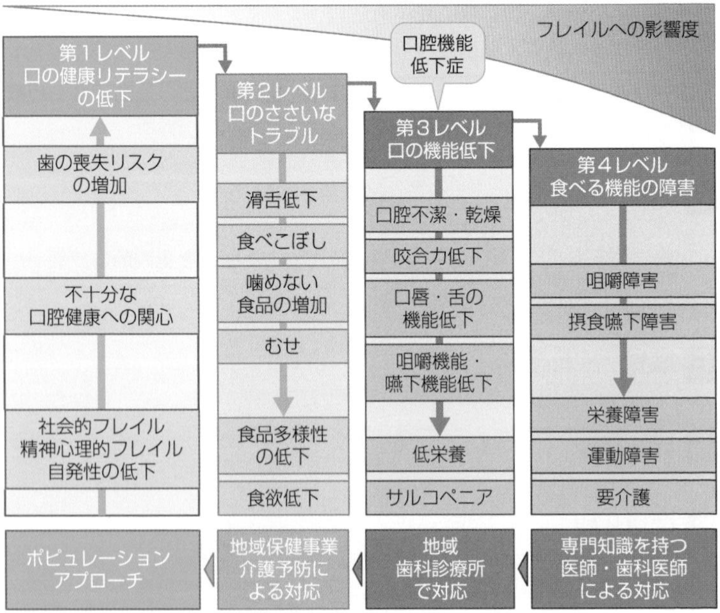

オーラルフレイルの進行（日本歯科医師会，2019より改変）

下」，第4レベルは「食べる機能の障害」と進行する．以前は，この第2レベルをオーラルフレイルとよんでいたが，現在はこの一連の過程をいう．

第3レベルの「口の機能低下」が「**口腔機能低下症**」と定義され，2018年4月からその検査と管理が健康保険に導入された．

B 口腔機能低下症の検査法

以下の7項目の検査を行い，3項目以上が該当すると**口腔機能低下症**と診断される．

1) 口腔清掃状態不良（舌苔付着度 tongue coating index：TCI）

舌背を9分割して各領域の舌苔の付着状態を0〜2でスコア化して評価する．

舌苔スコアの記録

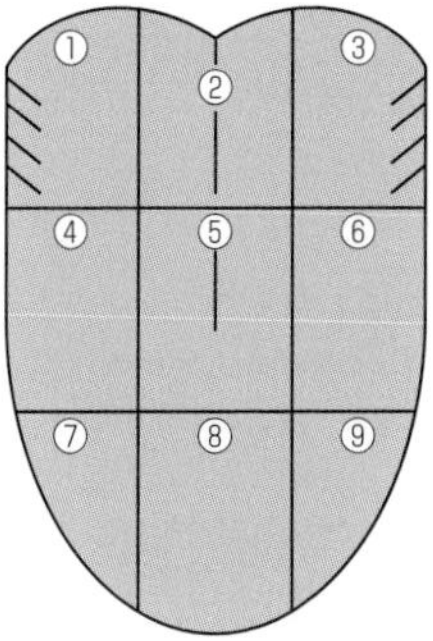

舌苔スコアの基準

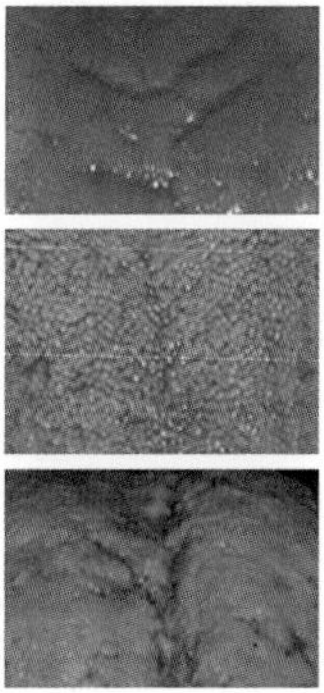

スコア0
舌苔は認められない

スコア1
舌乳頭が認識可能な薄い舌苔

スコア2
舌乳頭が認識不可能な厚い舌苔

（水口ほか，2016）

2) 口腔乾燥

舌の上に口腔水分計（ムーカス®）を当て，口腔粘膜の湿潤度を測定する．

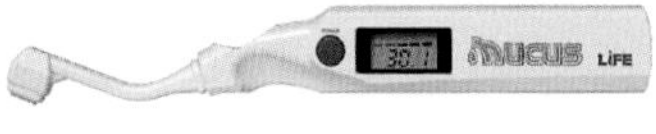

口腔水分計（ムーカス®）（ヨシダ提供）

代替法：**サクソンテスト** ＜ シェーグレン症候群の検査でもある

ガーゼを2分間かませ，しみこんだ唾液重量を測定する．

3) 咬合力低下

感圧シートをかませ，スキャナ，パソコンで咬合力を評価する．

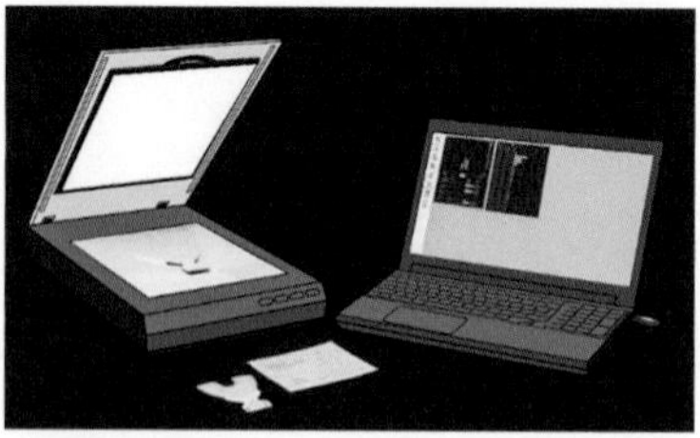

デンタルプレスケールII（ジーシー提供）

代替検査法：残存歯数

残存歯数（残根，動揺度3以上の歯，インプラント，ブリッジのポンティックは含まない）が20歯未満で咬合力低下とする．

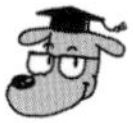

コラム：残存歯数20本の根拠

残存歯数20本の根拠に関しては，「8020運動」がある．「80歳になっても20本，自分の歯を保とう」というキャンペーンで，20歯以上あれば，食生活にほぼ満足しているというデータからつくられた．1989年から当時の厚生省と日本歯科医師会によって推進されてきた．当初の達成率は1割にも満たなかったが，2016年には5割以上の高齢者が達成するに至っている．

4) 舌口唇運動機能低下（オーラルディアドコキネシス） よくでる

「パ」「タ」「カ」をそれぞれ連続して1秒間に何回言えるかを測定する．

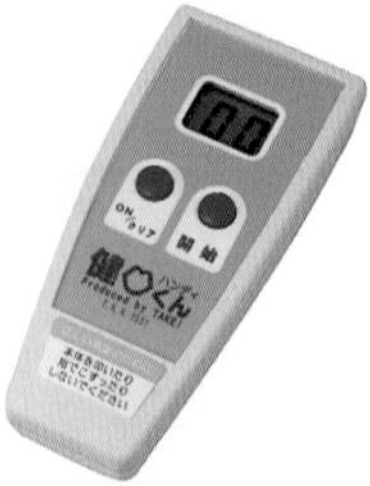

舌口唇運動機能自動計測器
（竹井機器工業提供）

5) 低舌圧 よくでる

小さなバルーンを舌で上顎に押しつけ，最大舌圧を測定する．

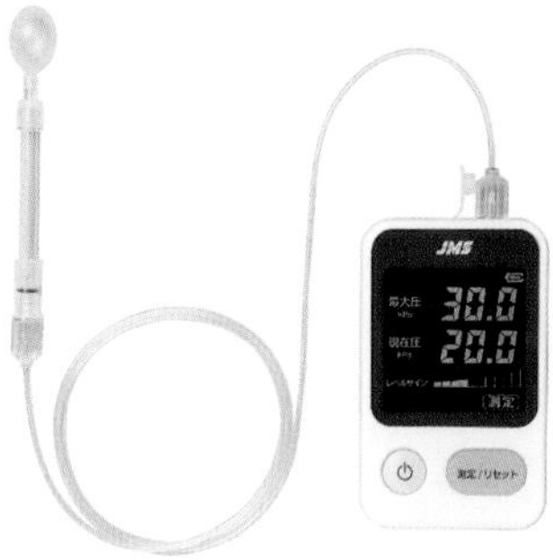

舌圧測定器（ジーシー提供）

6) 咀嚼機能低下 よくでる

専用グミを20秒間咀嚼し，溶出したグルコース濃度によって判定する．

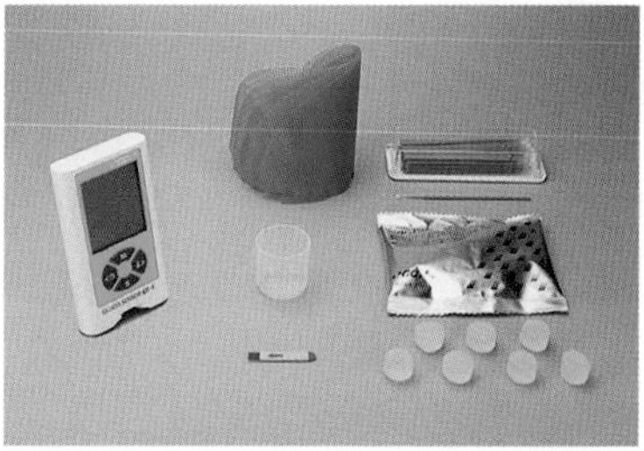

咀嚼能率検査システム（ジーシー提供）

代替検査法：粉砕の程度を視覚で評価

専用グミゼリー咀嚼後の粉砕の程度を評価する．

7) 嚥下機能低下：質問票（EAT-10）

飲み込みに関する10の質問で評価する．

代替検査法：聖隷式嚥下質問紙

15項目の質問で評価する．

C 口腔機能低下症の管理

口腔機能低下症と診断されたら，さらなる悪化を予防し，口腔機能を維持・回復することを目的とし，栄養状態や全身の状態にも配慮して，生活指導や栄養指導を行う．管理ごとに，栄養状態や口腔機能が維持・回復されているかを臨床的観点から評価を行う．

具体的な指導内容としては，低下している項目に応じて，口腔清掃，唾液腺マッサージ，食物選択の指導，発語練習，舌トレーニング，咀嚼練習，嚥下練習などが行われる．

D その他の検査

口唇閉鎖力検査

口唇で保持したボタンを引き抜くときの力を測定する．

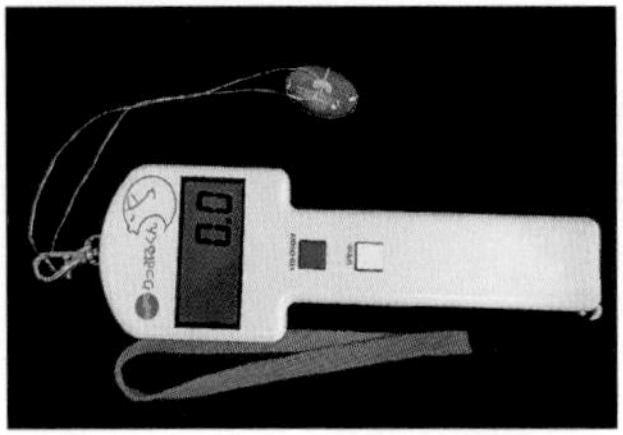

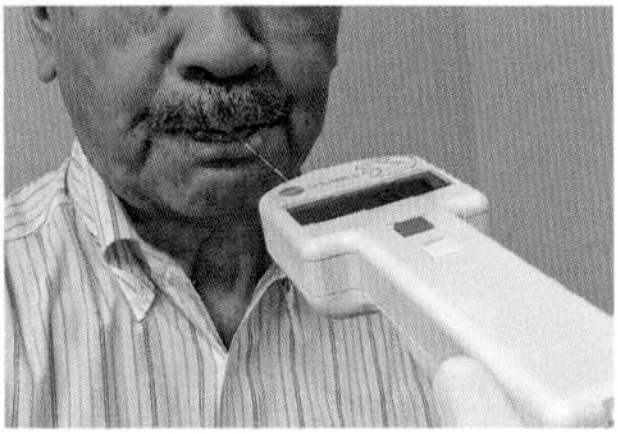

V. 口腔健康管理

・口腔ケアという用語は，広義と狭義があり，あいまいであったのが，以下のように整理された．従来の「専門的口腔ケア」は「口腔衛生管理」となった．

口腔健康管理			
口腔機能管理	口腔衛生管理	口腔ケア	
		口腔清掃など	食事への準備など
歯科医師＞歯科衛生士	歯科医師＜**歯科衛生士**	歯科専門職以外が中心	歯科専門職以外が中心
齲蝕処置 感染根管処置 口腔粘膜炎処置 歯周関連処置 抜歯 ブリッジ・義歯の処置 摂食機能療法　など	バイオフィルム除去 歯間部清掃 口腔内洗浄 舌苔除去 歯石除去　など	口腔清拭 歯ブラシの保管 義歯の清掃・着脱・保管 歯磨き　など	嚥下体操指導 唾液腺マッサージ 舌・口唇・頬ストレッチ 姿勢調整 食事介助　など

（日本歯科医学会，「口腔ケア」に関する検討委員会報告，2015）

・患者のステージが進むと，治療的アプローチ（口腔機能管理：治療）から，代償的アプローチ（機能の維持・代償）になり，最後は延命や緩和が目標となる．

高齢者における口腔健康管理の考え方

	フレイル期 →	維持期，生活期 →	緩和期
口腔機能	・歯の欠損の放置による咀嚼障害 ・運動機能の軽微な低下	・運動機能の低下の顕在化 ・咀嚼機能の低下	・口腔内環境の悪化 ・著しい咀嚼機能の低下 ・嚥下機能の低下
目標	・咬合の回復による咀嚼機能の維持，向上 ・対応困難になる時期に備える	・咀嚼機能の低下予防 ・口腔衛生状態の維持 ・低栄養の予防 ・介護負担の軽減	・低栄養の予防 ・誤嚥性肺炎の予防 ・窒息の予防
管理内容	・良好な口腔内環境を構築するための歯科治療 ・口腔の運動機能訓練	・良好な口腔内環境を維持するための歯科治療 ・咀嚼機能に応じた食形態の提案	・食形態の調整 ・口腔衛生管理 ・疼痛の除去
治療の場	診察室		生活の場（自宅など）

（菊谷，2018）

Chapter 7

高齢者歯科の臨床

Check Point

・歯，歯周組織，歯の欠損の治療のポイントを理解する．
・口腔の軟組織・硬組織の疾患の治療のポイントを理解する．
・周術期の歯科処置を理解する．
・高齢者の薬物療法のポイントを理解する．

I．歯と歯周組織

A 齲蝕

1) 高齢者の齲蝕の特徴

唾液分泌量の減少，歯列形態の複雑化，歯肉退縮による根面露出などがあり，脳血管障害・神経筋疾患などによる運動機能低下，感覚閾値の上昇などがある➡口腔の自浄作用低下，セルフケア困難➡齲蝕リスク増加（特に**根面齲蝕**）

エナメル質よりセメント質・象牙質が脱灰しやすい

2) 根面齲蝕の臨床的分類　よくでる

①活動性根面齲蝕：黄色・淡褐色．病変部が軟らかい
②非活動性根面齲蝕：暗褐色・黒色．健全同様の硬さ➡時に経過観察

3) 修復処置

象牙質接着性，耐摩耗性，操作性，審美性などの条件を満たすものが必要➡グラスアイオノマーセメント，光重合型コンポジットレジン

ボンディング材やレジン自体にフッ素徐放性があるとよい

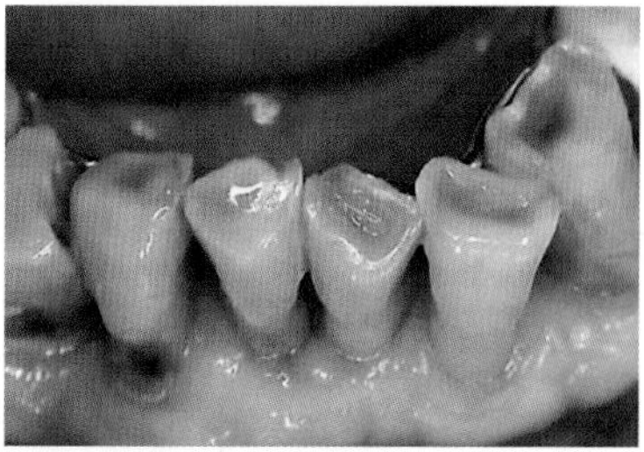

高齢者の咬耗と根面齲蝕

4) 進行防止処置

フッ化ジアンミン銀の塗布➡黒変する

B 摩耗・咬耗と破折

1) 摩耗・咬耗

著しく進行，象牙質が露出➡知覚過敏・咀嚼障害，審美障害

①咬耗（attrition）：歯と歯の接触による

②摩耗（abrasion）：歯とそれ以外の物質による

③酸蝕（erosion）：酸性物質，酸性食物，胃食道逆流症などによる

④楔状欠損（abfraction）：歯頸部にかかる応力による

・治療は，原因を見極めたうえでコンポジットレジン修復

2) 歯の破折　抜歯原因

歯内療法が行われた歯に金属による支台築造が施されている場合に発生しやすい．金属よりも象牙質に近い弾性係数を有するファイバーポストも普及している．

3) セメント質剥離

肥厚したセメント質が歯根から剥離し，歯周組織の急速な破壊を招く．

➡外科的に剥離したセメント質を除去する必要がある

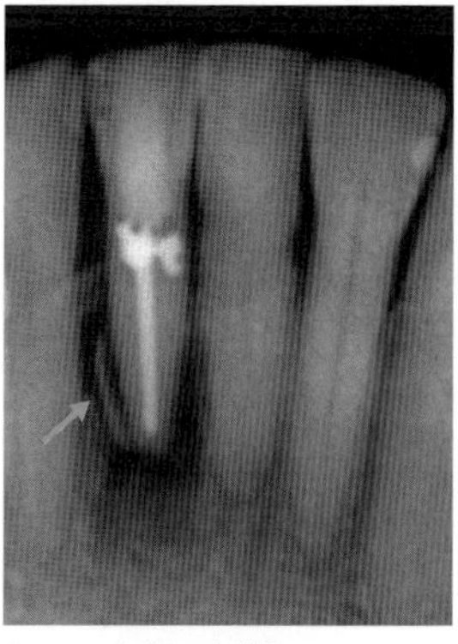

セメント質の剥離

C 歯髄・根尖性疾患

・高齢者の歯髄は，血管，歯髄細胞，神経線維が減少し，象牙芽細胞は萎縮➡疼痛・切削時の疼痛が少ない，再生しにくい（断髄は困難）
・髄腔内に修復象牙質，加齢に伴う第二象牙質，象牙質粒
➡歯髄腔狭窄，根管口明示困難
・セメント質添加により根尖孔の位置が変化➡根管長測定時，根管彎曲に注意

D 歯周病

・高齢者における現在歯数の増加は著しい．
8020達成者：25％（2005年）→51％（2016年）
・歯周炎高齢者が増加
60歳代の進行した歯周炎患者：55％（2005年）➡62％（2016年）
・運動機能・認知機能の低下➡セルフケア能力低下
・介護者が口腔清掃➡現実的な治療目標の設定が必要

Ⅱ．歯の欠損

欠損補綴患者数の推移（2005～16年）

	中高年	前期高齢者	後期高齢者	超高齢者
欠損補綴なし	増加↑	増加↑	増加↑	増加↑
ブリッジ	減少↓	増加↑	増加↑	増加↑
部分床義歯	減少↓	減少↓	増加↑	増加↑
全部床義歯	減少↓	減少↓	減少↓	増加↑

・高齢者の残存歯数が増え，全部床義歯患者は減ったが，超高齢者では人口が増加したため，患者数も増加した．
・当面は義歯治療のニーズは減らず，難症例が増える．

A クラウンブリッジ

・治療計画：咬耗・挺出，歯肉退縮（見かけの歯冠長増加），色調変化に注意

・接着ブリッジは脱離に注意

➡誤飲・誤嚥のリスクに注意

・将来的に義歯を装着する可能性がある．

➡ガイドプレーン・レストシートを付与

・要介護になった場合に対応しにくい補綴装置には注意（ジルコニア，チタンなどは切削が難しく除去困難）

・歯肉退縮による二次齲蝕，ブリッジの脱離（特に一方だけ脱離していると気づかない）に注意し，適切な管理を行う．

B 義歯

1）適応能力の低下への対応

・新義歯を受け入れにくい➡義歯調整，修理，リラインで対応

・義歯の形態や咬合を大きく変えない**複製義歯**も有用

2）将来の変化を見越した治療

・欠損の拡大・要介護に対応した設計

・不潔域の少ないシンプルな設計

・着脱しやすい設計：維持力少なめ，片手でも外せる，義歯床に着脱用のくぼみ設置

・レジン床義歯は増歯などの義歯修理が容易（金属床義歯・メタルフレームでは困難）

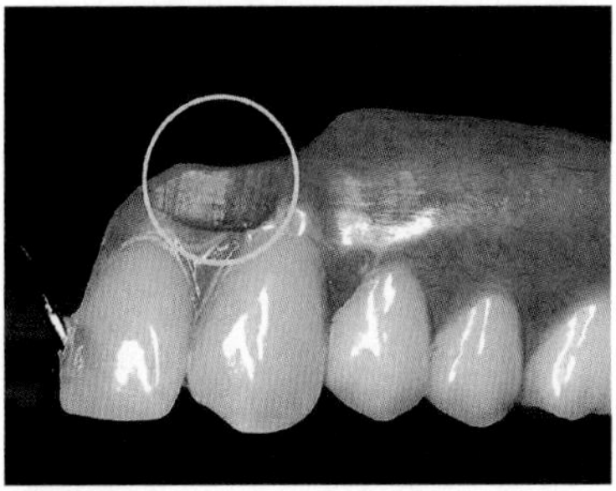

義歯に設けたくぼみ（第107回歯科医師国家試験）

3) 口腔内の老化への対応

・顎堤条件の悪化➡軟質リライン材，義歯安定剤の使用

・唾液分泌量の低下➡口腔湿潤剤の使用

・誤飲・誤嚥の可能性を考慮した設計

・予後不良の歯は戦略的抜歯・残根上義歯（オーバーデンチャー）

・定期的な観察➡義歯不適合，清掃不良，残存歯齲蝕，歯周病の早期発見・対応

4) 義歯の清掃

・**デンチャープラーク**（義歯に付着したプラーク）は，義歯性口内炎や誤嚥性肺炎の一因となるため，義歯の清掃は重要である．

・本人がうまくできない場合は，家族や介護者へも指導する．

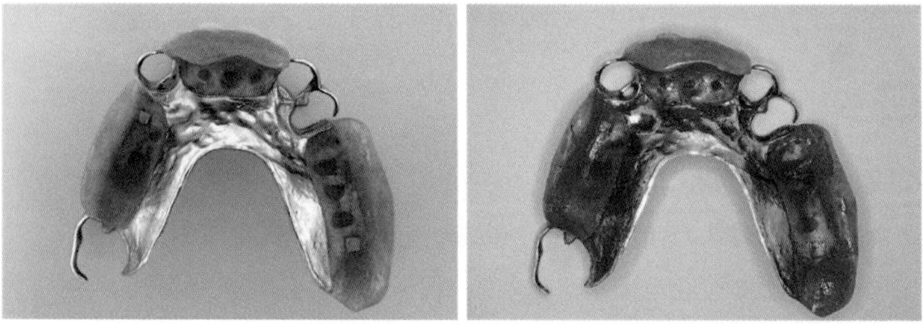

デンチャープラーク（左：染色前，右：染色後）

(1) 義歯用ブラシ

柄が太く，持ちやすくなっている．

(2) 義歯洗浄剤（化学的洗浄）

・義歯用ブラシによる機械的清掃時に使用するものと，義歯を浸漬するものがある．

・義歯性口内炎予防に有効

①ホームケア用義歯洗浄剤（ブラッシング用）

研磨材が少ない義歯専用の歯磨剤

②ホームケア用義歯洗浄剤（浸漬用）

・一晩，または20分程度ぬるま湯にて義歯を浸漬する．

・有効成分：酵素入り過酸化物，酵素，過酸化物，次亜塩素酸，銀系無機

抗菌剤，生薬，酸，消毒薬，チタニア光触媒など

③プロフェッショナルケア用義歯洗浄剤　歯科医院で使用

着色➡アルカリ，歯石➡酸，で洗浄する

5) 義歯の取り扱いと保管：ホームケア（セルフケア）

(1) 義歯安定剤

①義歯粘着剤：クリームタイプ，粉末タイプ，シート（テープ）タイプ

・歯科医師や歯科衛生士の指導の下，適切な症例に正しく使用すれば有効

②ホームライナー：クッションタイプ

・均一に広がりにくく，不適合や咬合不良を引き起こすので好ましくない．

(2) 義歯の夜間装着　歯科医師の指示が必要！　よくでる

・原則として夜間は義歯は外すよう指導する．

・審美，咬合の安定，残存歯・顎関節の保護，軟組織の咬傷防止，嚥下機能の保持などを目的に夜間装着を指示することがある．

・夜間装着する場合は，義歯撤去時間の確保（入浴時，食後など）と義歯洗浄剤の毎日の使用，口腔内の状況の十分な定期的チェックが重要

・抜歯直後の即時義歯は，当夜は装着しないと，翌朝，抜歯窩付近の腫脹で装着できなくなる．

C インプラント

・高齢は禁忌ではないが，施術後の余命に配慮（身体，精神，経済的な負担に見合うか）

・施術や予後に影響する全身疾患を十分に把握する．

・老化による口腔機能（咀嚼・嚥下・発音など）の低下があると，インプラントの治療効果も減弱する

・清掃しやすい設計（将来の通院困難・要介護に配慮）

・使用したインプラントの情報を患者に伝えておく

➡次の歯科医師が対応しやすい

・上部構造の設計を固定性から可撤性のオーバーデンチャーへの変更やスリープなども考慮する．

Ⅲ. 軟組織疾患

高齢者に特異的・高頻度・重要な粘膜疾患に絞って述べる.

老化・免疫低下・刺激の蓄積，口腔清掃状況不良で頻発・増悪しやすい.

A 口腔カンジダ症 よくでる

口腔内常在菌の *Candida albicans* による日和見感染症である. 治療は義歯および口腔の清掃と抗真菌薬の投与である. 副腎皮質ホルモン薬は症状を悪化させる(→p.68参照).

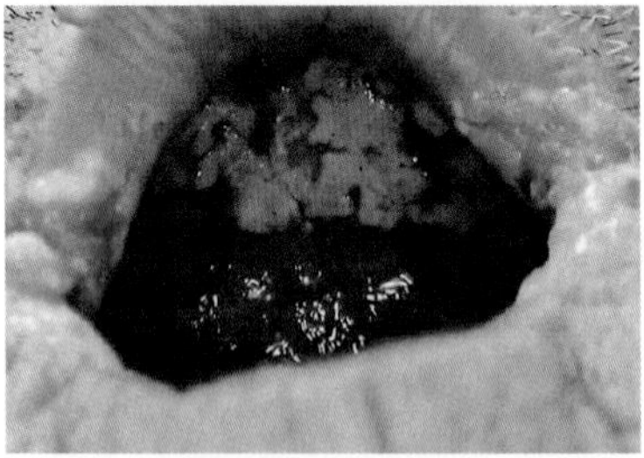

口腔カンジダ症(第110回歯科医師国家試験)

B 舌の病変

貧血を伴う舌炎，溝状舌，黒毛舌，地図状舌，正中菱形舌炎，平滑舌，

口角びらん症：口腔カンジダ症，ビタミンB_2欠乏，鉄欠乏性貧血，糖尿病，Sjögren症候群

Ⅳ. 硬組織疾患

A 骨折

・骨量の減少➡骨の脆弱性の増大＋骨折の危険性が増加する．

・ロコモティブシンドローム（→p.4参照），フレイル（→p.3参照）

➡ADL低下，歩行障害・転倒の危険が増大

・全身疾患，低栄養➡創傷治癒が遅延

B 顎関節脱臼 よくでる

・原因：浅い関節窩，下顎頭の平坦化＋神経筋機構の異常

・顔面高延長➡面長，両側鼻唇溝の消失，嚥下障害，流涎や関節部疼痛

・1週間以内：新鮮脱臼，それ以上：陳旧性脱臼

・徒手整復法：Hippocrates法とBorchers法

・整復後は弾力包帯やオトガイ帽を用いて再脱臼を防止

・要介護者は長期間脱臼が見過ごされていることも多い．

C 骨吸収抑制薬関連顎骨壊死（anti-resorptive agents-related osteonecrosis of the jaw：ARONJ）

・薬剤関連顎骨壊死（medication-related osteonecrosis of the jaw：MRONJ）の1つ

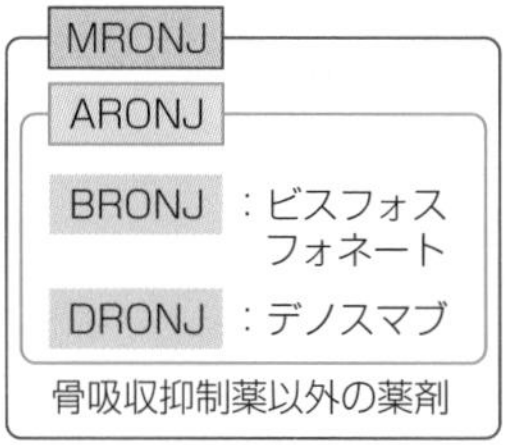

原因：ビスフォスフォネート➡BRONJ（bisphosphonate-related osteonecrosis of the jaw）

デノスマブ➡DRONJ（denosumab-related osteonecrosis of the jaw）

リスク因子：骨への外科的侵襲（抜歯・歯周外科手術），不適合義歯，根尖病巣，口腔衛生状態不良でリスク増加，注射製剤を使用するがん患者に多い．

歯科治療時の注意点

・骨吸収抑制薬の投与を受ける予定の患者は薬剤投与2週間前までに歯科治療を終える．

・薬剤の投与をすでに受けている患者の侵襲的歯科治療は，

BP投与が4年未満で，リスクがない➡休薬不要

BP投与が4年以上か，副腎皮質ホルモン薬・全身疾患などのリスクがある場合➡主治医と連携して2か月休薬または代替薬に変更して歯科治療

・処置前から抗菌性洗口薬による含嗽やプラーク，歯石除去と口腔内清掃を十分に行う．

・抜歯前には抗菌薬の術前投与を行い，創部は骨膜を含む口腔粘膜で閉鎖創とする．

V．オーラルジスキネジア　よくでる

・口腔の反復性で常同的な不随意運動

・歯科治療が困難となる．

1）薬物性ジスキネジア

抗Parkinson 病薬の投与による．

2）遅発生ジスキネジア

抗精神病薬の長期投与（3か月程度から）による．

3）特発性ジスキネジア

原因不明で，高齢者に多い．

Ⅵ. 唾液腺疾患など

A Sjögren 症候群

・口腔内と眼の乾燥を主症状とする自己免疫疾患
・高齢の女性に好発
・口渇，口腔内灼熱感，舌痛，齲蝕の増加
・治療は対症療法となる．

B 口腔乾燥症（ドライマウス） よくでる

・口腔粘膜の乾燥や保湿度の低下をきたす状態
・主観的な口腔乾燥感（口渇）＋客観的な唾液分泌量低下

原因：①腺房細胞萎縮（Sjögren 症候群），②薬の副作用（降圧薬，利尿薬，抗精神病薬，NSAIDs，抗アレルギー薬など），③体液・電解質異常（糖尿病や尿崩症，脱水，嘔吐，摂取水分量の不足），④水分の蒸発（口呼吸），⑤ストレスなどによる分泌量低下

症状：味覚障害，舌痛，齲蝕，歯周病，口腔カンジダ症，発音不明瞭，義歯疼痛

医療面接・診察：自覚症状，服用薬剤，生活習慣，視診

検査：①分泌機能検査（ガムテスト，サクソンテスト→p.51参照），②口腔乾燥度（口腔水分計→p.51参照），③唾液腺シンチグラフィ，④唾液腺造影，⑤生検

治療：①原因除去，②唾液分泌促進薬（セビメリン塩酸塩水和物，ピロカルピン塩酸塩），③対症療法（粘膜保湿剤，人工唾液，筋機能療法，歯科治療，精神医学的治療）

C 味覚障害

神経伝達速度の低下，味蕾数の減少，味覚閾値の上昇など

原因：①薬剤の副作用（抗精神病薬，降圧薬，NSAIDs，抗菌薬，抗ヒ

スタミン薬)，②栄養障害(亜鉛やビタミン欠乏)，③その他：口腔乾燥，舌炎，糖尿病，貧血，肝不全，中枢神経系障害，臭覚障害

検査：電気味覚検査，濾紙ディスク検査，血液検査

D 口臭

・主に揮発性硫黄化合物(volatile sulfur compounds：VSCs)が臭いのもと

VSCs：硫化水素，メチルメルカプタン，ジメチルサルファイド，インドール

原因：歯周病，舌苔，糖尿病(アセトン)，肝疾患(アミン)，腎疾患(アンモニア)

口臭症の国際分類(一部改変)

1) 真性口臭症

明確な原因があるもの(生理的口臭，病的口臭)

2) 仮性口臭症

本人が口臭を訴えるが社会的容認限度を超える口臭は認められず，検査結果などの説明により訴えの改善が期待できるもの

3) 口臭恐怖症

1)，2)に対する治療では訴えの改善が期待できないもの

手術前後を含めた期間

Ⅶ．周術期の歯科処置

よくでる

大きな手術では，身体に大きな負担がかかる．全身の免疫を総動員して治癒に向かう最中，口腔内の汚れが，挿管されたチューブの脇から，無意識下の無防備な気道に侵入することで肺炎を引き起こしたり，歯周病の病巣から血行性に菌血症を起こしたりして，治癒の延長や肺炎治療によって予定外に入院が長引くことがある．その「予定外」の入院を減らすために，「周術期口腔機能管理」を医科歯科保険点数に設定し，入院患者の早期退院を目指している．

口腔機能管理の名のとおり，単に口腔内を清掃するだけではなく，入院加療中，動かさない口腔内を早期にマッサージ（摂食嚥下リハビリテーション）することで，**廃用症候群**などを予防し，なるべく早くからの経口摂取により身体と心の健康を保持し，よって早期に退院することが可能となる．

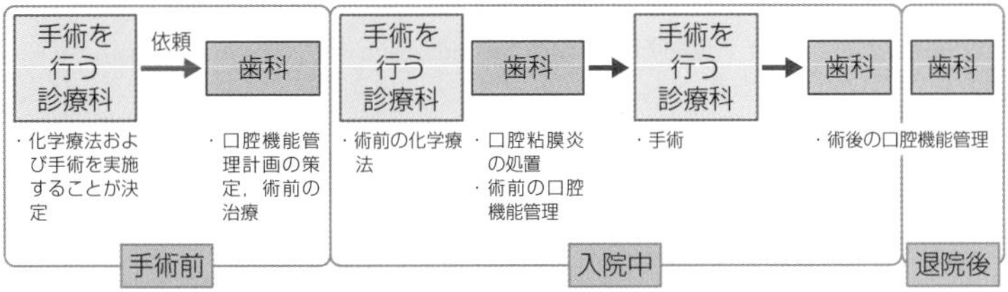

Ⅷ．薬物療法

A 高齢者と薬物

高齢者では複雑な薬物動態を示すので，一般の成人より慎重な投薬が必要となり，次の原則に従うことが大切である（→ p.33参照）．

高齢者の薬物療法の注意点（長谷川純一：高齢者における薬物投与計画．臨床薬理学 第4版（日本臨床薬理学会編），医学書院，2017，p.196より改変）

1. 薬物処方の必要性の吟味を特に厳格にする：薬物カスケード防止
2. 薬物の数を最小限にする：多剤併用の副作用防止
3. 用法・用量を単純にする：アドヒアランス低下への対応
4. 少量から開始する：個人差に対応
5. 併用薬，特に他科・他院医師の処方に注意する：相互作用
6. 漢方薬，健康食品，サプリメントなどの常用や変更について把握する
7. 効果の判定や血中濃度を含めた評価を的確に行う：個人差に対応
8. 増減は緩徐に行う：高齢者では排泄されにくい薬がある
9. 有害反応の発現に注意する：副作用に対する認容性の低下に対応

B 高齢者の慢性疾患に投与される主な薬物の注意点

1）抗菌薬

・肝障害：マクロライド系，テトラサイクリン系は注意

・腎障害：ペニシリン系，セフェム系，アミノグリコシド系，ニューキノロン系は注意

・ニューキノロン系抗菌薬とNSAIDsの併用でてんかん発作のリスク

NSAIDs：非ステロイド性抗炎症薬（Non-Steroidal Anti-Inflammatory Drugs）．ボルタレン，ロキソニンなど．

2）鎮痛薬

・高齢者の鎮痛薬はアセトアミノフェンが第一選択

・NSAIDsは多くの薬剤で併用注意 ＜ 例）ロキソニンは喘息患者には禁忌

3）抗真菌薬 よくでる

・口腔カンジダ症，口角びらんの治療に用いる．

・アゾール系のミコナゾールは，抗凝固薬と併用禁忌．アムホテリシンBは副作用が少ない．

4）副腎皮質ホルモン薬

・扁平苔癬，アフタ性口内炎の治療に用いる．

・口腔カンジダ症を悪化させる．

Chapter 8

全身疾患と管理

Check Point

・脳血管疾患，認知症，神経・筋・関節・骨疾患，肺炎の概要と歯科対応を理解する．
・高齢者に多いその他の疾患を理解する．
・高齢者の介護技術（特に移乗）のポイントを理解する．

Ⅰ．脳血管疾患（脳血管障害）

A 脳血管疾患の分類

日本人の死因の3位であり，歯科診療中にも生じる可能性がある．

1) 無症候性脳血管障害

神経症候・自覚症状がなく，加齢とともに増加する．

2) 局所性脳機能障害

(1) 一過性脳虚血発作

(2) 脳卒中（stroke） よくでる

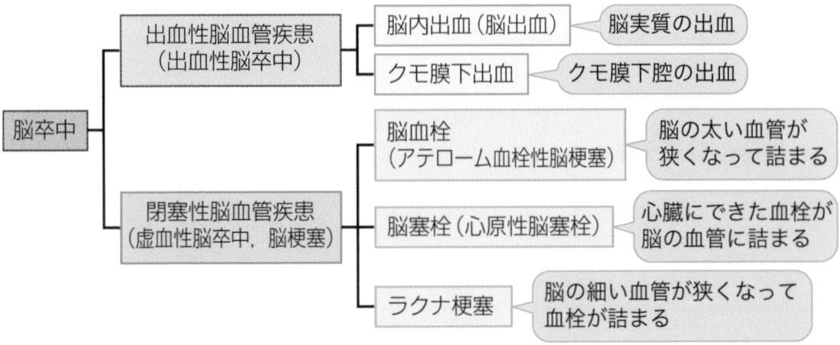

3)（脳）血管性認知症

クモ膜下腔に出血

4) 高血圧性脳症

著しい血圧の上昇（拡張期血圧130mmHg 以上）による脳浮腫

B 脳血管疾患の治療

・閉塞性脳血管疾患発症から4時間半以内➡血栓溶解薬静注療法
8時間以内➡血管内治療（血栓回収療法：カテーテル，ステントなど）

・再発予防のため**抗血栓薬服用**

・脳内出血➡呼吸管理，血圧管理，頭蓋内圧管理➡動脈瘤クリッピング・塞栓術

C 脳血管疾患の後遺症 よくでる

運動（片麻痺・球麻痺），感覚，高次脳機能（失行，失認，失語），摂食嚥下の障害，精神症状➡急性期を乗り越えた後の後遺症に対するリハビリテーションが重要

急性期（0〜2週）：入院した病院
回復期（2週〜3か月）：リハビリテーション専門病院
生活期（維持期）（3か月〜）：自宅・高齢者施設

・口腔内環境の劣化，摂食嚥下障害，構音障害により顎口腔系に**廃用性萎縮**が生じる．

➡口腔機能管理，口腔衛生管理，口腔ケアによる口腔機能の維持・向上と**誤嚥性肺炎予防**

Ⅱ. 認知症

A 認知症と軽度認知障害

1) 認知症 (dementia)

定義：後天的な脳障害により，一度獲得した知的機能が自立した日常生活が困難になるほどに持続的に衰退した状態

・高齢者の16.7% (602万人)；2020年

2) 軽度認知障害 (mild cognitive impairment：MCI)

定義：認知症ではない軽度な認知機能の低下を有するが，日常生活に大きな支障はなく，認知症の前駆状態．認知症になりやすい．

生理的加齢による物忘れ	認知症による物忘れ
物忘れを自覚している	物忘れの自覚がない
体験したことの一部を忘れる	体験したこと自体を忘れる
ヒントがあれば思い出す	ヒントがあっても思い出せない
日常生活に支障はない	日常生活に支障がある
判断力は低下しない	判断力が低下する

B 認知機能評価検査

必要に応じて画像検査 (CT，MRI，SPECT，PET など) を併用する．

1) 質問式の認知機能障害を測定する尺度

①改訂長谷川式簡易知能評価スケール (HDS-R)

③Mini-Mental State Examination (MMSE)

③Clock Drawing Test (CDT) (時計描画テスト)

④Alzheimer's Disease Assessment Scale (ADAS)

2) 観察式の認知機能障害を測定する尺度

①Clinical Dementia Rating (CDR)

②Functional Assessment Staging (FAST)

③Instrumental activities of daily living (IADL)

C 認知症の症状

1) 中核症状　必ず出現する中心となる症状　よくでる

(1) 記憶障害

以前のことが思い出せない，新しいことを覚えられない．

(2) 見当識障害

周囲の物事が的確に判断できない．

(3) 失行，失語，失認

身体は正常だが，正しい動作・発語，五感による認知を行えない．

(4) 遂行機能障害

段取り実行機能の障害で，行動計画や問題解決ができない．

2) 行動・心理症状 (behavioral and psychological symptoms of dementia：BPSD)　以前は周辺症状といった　よくでる

・身体の具合，環境や人とのかかわり合いによって影響される症状のことをいい，認知症の60〜90％になんらかのBPSDがみられる．

・介護への抵抗，徘徊，妄想，不安，焦り（焦燥），抑うつ，幻覚，妄想，不眠，無気力，興奮などの精神症状や徘徊，暴言，暴力，異食，せん妄，パーキンソニズム，情動失禁

せん妄：一時的な意識障害や認知機能の低下
パーキンソニズム：パーキンソン病によく似た症状：安静時振戦，無動・寡動，筋固縮，姿勢反射障害
情動失禁：情動のコントロールができず，小さな刺激で急に泣いたり，笑ったり，怒ったりする状態

D 認知症の分類

	変成性			血管性
	Alzheimer型	Lewy小体型	前頭側頭型	
主な傷害部位	頭頂葉・側頭葉	後頭葉	前頭葉・側頭葉	前頭葉・さまざま
特徴	記憶障害 見当識障害 妄想 せん妄	幻覚・幻視 妄想 パーキンソニズム	人格変化 行動異常	歩行障害 感覚障害 情動失禁 まだら認知症
進行	徐々に 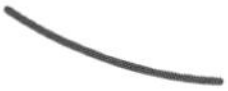	日により変動 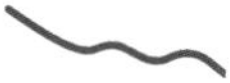	徐々に 	階段状 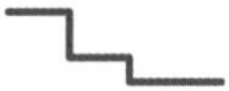
頻度 （その他17%）	55%	15%	3%	10%

まだら認知症：症状の種類によって低下程度に違いが大きい状態
（例：記憶↓↓↓，発語↓）

E 認知症施策推進総合戦略「新オレンジプラン」(厚生労働省，2015)

・認知症の人の意思が尊重され，できる限り住み慣れた地域のよい環境で自分らしく暮らし続けることができる社会の実現を目指す.

・7つの柱のうちの1つが「認知症の容態に応じた適時・適切な医療・介護などの提供」で，その中に，「歯科医師・薬剤師の認知症対応力向上」がうたわれている.

7つの柱

①認知症への理解を深めるための普及・啓発の推進
②認知症の容態に応じた適時・適切な医療・介護などの提供
③若年性認知症施策の強化
④認知症の人の介護者への支援
⑤認知症の人を含む高齢者にやさしい地域づくりの推進
⑥認知症の予防法，診断法，治療法，リハビリテーションモデル，介護モデルなどの研究開発およびその成果の普及の推進
⑦認知症の人やその家族の視点の重視

Ⅲ. 神経・筋・関節・骨疾患

要介護状態になりやすいので注意が必要である.

A Parkinson 病 よくでる

・神経伝達物質ドパミン減少➡脳からの運動指令がうまく伝わらない➡運動障害

・4大症状：①安静時振戦，②無動・寡動（仮面様顔貌），③筋固縮，④姿勢反射障害

・Parkinson病治療薬の副作用：ジスキネジア（不随意運動），ジストニア（筋肉収縮による体のねじれ・硬直）

B 関節リウマチ

・全身の関節滑膜に慢性の炎症がみられる自己免疫疾患で，30〜50歳代の女性に多い.

・関節の軟骨や骨の破壊・変形

・治療薬は多くが免疫抑制➡易感染（骨髄抑制，間質性肺炎，口内炎，口腔カンジダ症）

・関節の痛みにより歯ブラシの把持困難➡ブラッシングやうがい，義歯の着脱が困難➡口腔清掃自立度低下

C 廃用症候群 （→ p.2参照） よくでる

寝たきりや過度な安静により使われなくなった身体機能が低下した状態.

Ⅳ. 肺　炎

・高齢者に多い感染症の代表的疾患
・**主症状**：咳や痰，倦怠感
・**客観的症候**：微熱程度の発熱
・高齢者では典型的な症状を認めないことも多いので見逃されることがある．
・世界共通の4 大起炎菌：①肺炎球菌，②インフルエンザ菌，③肺炎マイコプラズマ，④肺炎クラミジア

A 市中肺炎

一般家庭（病院や長期介護施設など以外）で発症する．

B 医療・介護関連肺炎

医療や介護を受けている患者に発症する．
①長期療養型病床群もしくは介護施設に入所している．
②90 日以内に病院を退院した．
③介護を必要とする高齢者，身体障害者である．
④通院にて継続的に血管内治療（透析，抗菌薬，化学療法，免疫抑制薬などによる治療）

C 院内肺炎

病院入院後48 時間以後に発症する（人工呼吸器関連肺炎を含む）．

D 誤嚥性肺炎（aspiration pneumonia） よくでる

病態を表した名称で，市中肺炎，医療・介護関連肺炎，院内肺炎のいずれでも生じる．

1) 誤嚥の分類

①**顕性誤嚥**（マクロアスピレーション）：食事や飲水でむせる．

②**不顕性誤嚥**（マイクロアスピレーション）：食事以外で生じ，むせがない．主に夜間に鼻腔・口腔・咽喉頭分泌物を誤嚥

これが多くの誤嚥性肺炎の原因

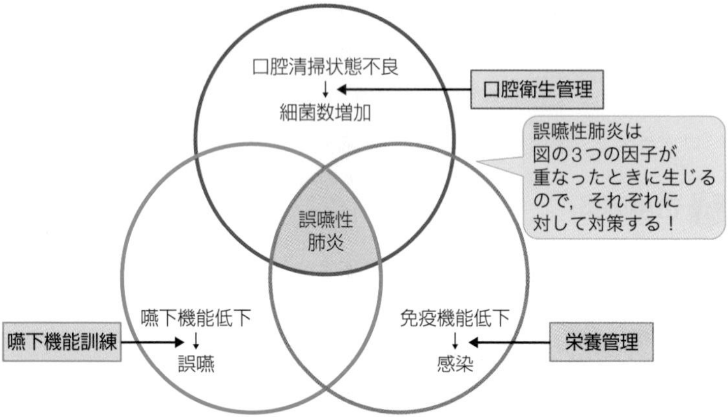

2) 誤嚥をしやすい姿勢としにくい姿勢 よくでる

(1) 仰臥位

仰向けに寝た状態．最も支持基底面積が大きく安定し，筋緊張も少ない．**誤嚥する可能性が高いため**歯科治療・口腔衛生管理，口腔ケアには向かない．

(2) 半坐位（ファーラー位）

ベッドを45～60°に背上げした状態．足元側へのずれを防ぐため，膝下にクッションなどを入れる．15～30°の場合，**セミファーラー位**という．**誤嚥する可能性が少ない**．

(3) 側臥位

横向きに寝た状態．患側を下にしない．仰臥位から側臥位になるときは，健側の下肢を患側の下肢の下に入れて回転する．半身まひの場合，**麻痺側を上にすると誤嚥しにくい**．

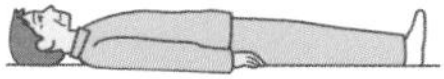
仰臥位

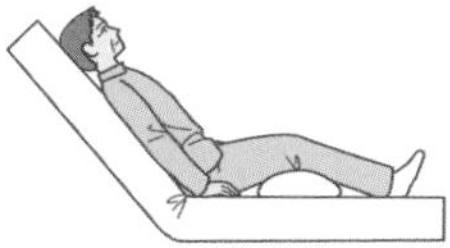
半坐位（ファーラー位）

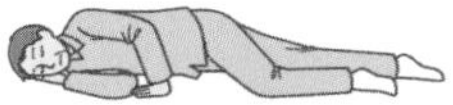
側臥位

Ⅴ．その他の疾患

A 高血圧（hypertension）

・高齢者に最も多い疾患で，日本に4,000万人

・本態性，二次性（腎疾患から）

特徴：140/90以上，高血圧脳症・脳血管障害の危険

歯科治療における注意点：血圧コントロール，ストレスを与えない，麻酔薬の選択に注意

B 糖尿病（diabetes）

・日本人男性の第2位：インスリン依存性（Ⅰ型，若年性），インスリン非依存性（Ⅱ型，成人型）

特徴：1. 空腹時血糖126（mg/dL）以上，ヘモグロビンA1c（HbA1c）6.5％以上：易感染，組織修復能低い

歯科治療における注意点：空腹時血糖140 mg/dL以下・ケトン体（−）にコントロール，アドレナリン禁忌

C 心疾患

・虚血性（狭心症，心筋梗塞），弁膜症，不整脈など

特徴：服薬（抗凝固療法）

歯科治療：心筋梗塞で6か月以降，狭心症で3か月以降に行う．服薬に注意

D 眼疾患（白内障）

・加齢性，全身疾患に合併，先天性，外傷性白内障，併発

特徴：水晶体が年齢とともに白く濁って視力が低下

歯科治療：基礎疾患の把握を必ず行う．

E 耳疾患（難聴）

・加齢とともに高音域が聞こえにくくなる．

歯科治療：コミュニケーションに注意

F 高齢者に多い神経疾患

三叉神経痛，顔面神経麻痺，義歯によるオトガイ神経圧迫，心因性疾患（口腔心身症）

G 精神疾患（認知症は→p.71参照）

老年期うつ病

Ⅵ．介護技術

A 介護（nursing）

介護は日常生活を営むことが困難な人に対し，満足できる生活の自立を目的とし，日常生活動作，家事，健康管理，社会活動の援助全般をさす．以下の4種類がある．

1）身体介助

食事や着替え，排泄といった日常生活を営むために必要な**日常生活動作**（ADL）の介助

2）生活援助

掃除や炊事，洗濯，買い物などの**手段的日常生活動作**（IADL）の援助

3）精神的援助

不安や精神的な病気による問題を解消する支援

4）社会的援助

介護保険を活用した介護サービスの利用などを通じた支援

B 歯科治療にかかわる介護（移乗介助，トランスファー介助）

1）移乗介助

・患者を車いすからストレッチャー，歯科診療台，ベッドなどへ移動させること（またはその逆）
・患者の転倒，落下や介助者が腰などを痛めることがあるので十分に注意する．

2）ボディメカニクス

患者にも介助者にも負担をかけずに，安全な動作を行うための骨・関節・筋肉などの力学的相互関係を活用した技術

①患者の体を小さくまとめる
②患者の体をできる限り近づける
③介助者の支持面を広くする

④介助者の重心を低くする

⑤腰を曲げない

⑥体をねじらない

⑦水平移動する

3) 車いすから診療台への移乗

①車いすを診療台へ横づけする(20～30°あるいは平行).

②車いすのブレーキをかける.

③車いすの座シートと診療台の高さを同じにする.

④介助者は車いすの後方に立つ.

⑤患者の脇の下から両手を入れ，患者の手首をもつ.

⑥上半身側にいる介助者の掛け声で移乗する(下肢の筋力を使う).

⑦介助者は患者が診療台の背板に背をつけ安定するまで支える.

4) 診療台から車いすへの移乗

①～③は3)と同様

④介助者は両足を開いて患者の後方に立つ.

⑤介助者は患者の脇の下から手を入れ，患者の組んでいる手首をつかむ.

⑥下半身側の介助者は患者の膝を抱える.

⑦合図により移乗：上半身側にいる介助者の掛け声でゆっくり移乗する.

⑧フィッティング(車いすに深く座らせる．フット支持に足を乗せる).

Chapter 9
訪問診療

Check Point

・訪問診療の意味と，往診との違いを理解する．
・訪問診療の環境・資源と連携を理解する．
・歯科訪問診療に必要な機材を理解する．
・地域包括ケアシステムを理解する．

I．訪問診療

A 訪問診療とは

・訪問診療とは長期的な医療計画を元に実施される診療である．
・整備された診療室ではないので，安全管理や高度治療に制限がある．
・生活の場で行われるので，患者の生活環境の把握や他職種との連携は有利である．
・在宅での診療は，患者の生活全体を把握し，患者および家族の理解に努める．その際に，他の介護担当者への理解も必要であるし，介護担当者からの情報も重要となる．

往診は依頼に応じて緊急対応にて実施する．主訴の解消で終了し，訪問診療とは異なる．

B 訪問診療の対象者

・外来診療室に身体的理由，健康上の理由により通院が困難である者
・生活環境での診療が必要，またはより効果的な者

C 訪問診療の範囲

以下の項目により制限を受ける!

・診療器具・機材（検査機器などを含む）の有無
・患者の心身機能（疾患の状態，予備力，生活動作能力，認知機能など）
・診療を実施する場所の衛生レベル
・診療を実施する場所での患者の体幹保持の可否
・患者の生活環境（同居者，介護スタッフの問題，経済的問題）

D 外来診療や入院診療での対応が必要になる場合（診診連携，病診連携）

・処置の難易度が高い場合
・心身機能の予備力が小さく，診療ストレスで循環動態に変化が予想される場合
・患者の体幹の保持が十分に行えず，処置が困難な場合
・切削器具を用いることが要求される処置など
・独居であり，処置後の指導などが十分に伝わらない場合
・診療室で治療・管理を行っていた「かかりつけ歯科医」が継続して担当するのがよいが，むずかしい場合は訪問診療に積極的に取り組む医療機関に依頼することも必要

Ⅱ．歯科訪問診療の環境・資源

A ライフステージに応じた口腔管理の必要性

・妊娠中から乳幼児期，小児期，成人期，高齢期など年齢に伴って変化する生活段階に応じた口腔健康管理が必要
・高齢期を迎え外来診療室に通院が困難になった患者➡在宅での口腔健康管理

B 地域包括ケアシステムにおける歯科訪問診療

・社会の高齢化➡医療や介護の需要がさらに増加
・国民の尊厳の保持と自立生活の支援の目的で，**地域包括ケアシステム**（→p.86参照）を構築する（可能な限り住み慣れた地域で，自分らしい暮らしを人生の最期まで続けるための地域の包括的な支援・サービス提供体制）．

C 医療・介護の社会資源と歯科訪問診療

在宅における多職種連携のため，以下との連携が重要である．
・医療介護連携支援センター（郡市区医師会などが運営）
・地域包括支援センター（市町村が設置）
・急性期病院や回復期病院，在宅療養支援病院，在宅療養支援病棟などとの連携
➡患者がどんな場所，どんな状態にあっても継続的な口腔健康管理が受けられる体制
・退院時カンファレンスやサービス担当者会議に積極的に参加
➡退院後も切れ目なく適切な口腔健康管理が受けられる体制

D 他職種連携

訪問診療の場では，特に他職種（→p.27参照）との連携が重要となる．各職種の特徴を理解し，歯科以外の知識も身につけ，各職種特有の略語や業界用語も知っておくとよい．

E 人生の最終段階における歯科のかかわり

・肉眼的に汚れがなく，歯や口腔に痛みがなく，ある程度の形態の食事がとれる状態を目指す．
・**看取りやグリーフケア**（遺族の悲しみのケア）も重要

Ⅲ．歯科訪問診療機材

外来診療室で使用しているものを転用する場合もあるが，歯科訪問診療用に開発された物は使いやすい．

1）歯科用ポータブルエンジン（マイクロモーター） 必須

ハンドピースを変えることで，義歯調整からある程度の齲蝕処置まで対応可能．ただし，照明，注水，吸引は別に必要．

2）ポータブルユニット あるとよい

ポータブルエンジン，バキューム，スリーウェイシリンジ，超音波スケーラなどをコンパクトにまとめたもの．歯科訪問診療における治療の幅が広がる．

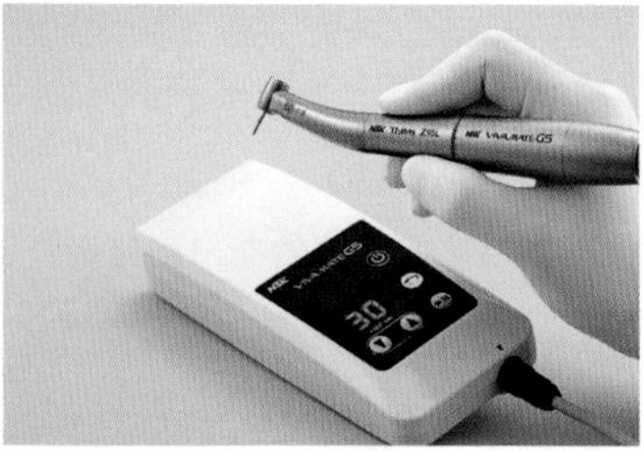

歯科用ポータブルエンジン（マイクロモーター）（ナカニシ提供）

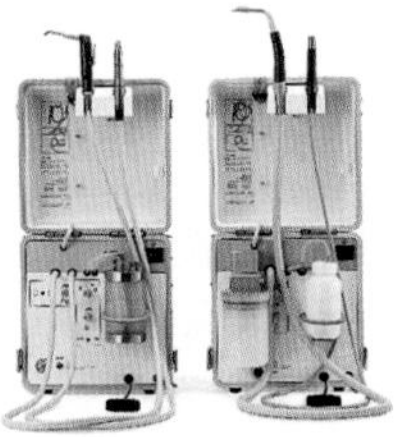

ポータブルユニット
（モリタ製作所提供）

3）ポータブルエックス線撮影装置 正確な診断をするために必要

ない場合には，対症療法的な診療しかできない場合もある．

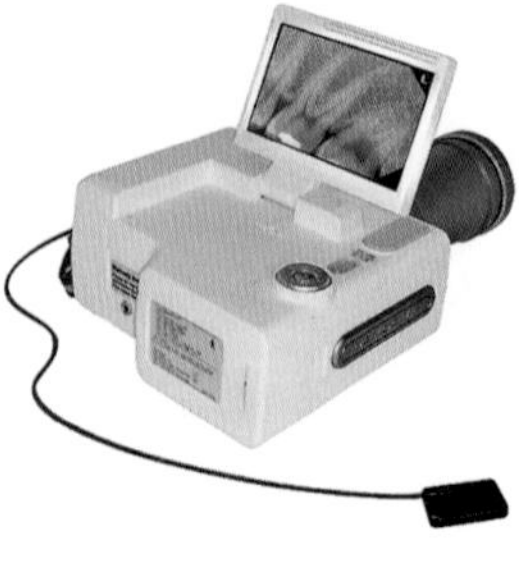

ポータブルエックス線撮影装置
（デキシコウインジャパン提供）

4) 吸引器

介護用品として設置されていたり，病室にある吸引装置で，歯科治療時の吸引にも使用できるが，歯科用のバキュームほど強くなく，チューブが異なる．ポータブルユニットに付属した吸引機を用いるとよい．

5) ライト 必須

アシスタントがいる場合には市販の懐中電灯も使用可能であるが，ヘッドライトがあると効率がよい．ただし，照射野を絞れないとまぶしい．

6) 技工用粉塵吸引装置

義歯の削合などを行うと，粉塵が飛散する．これを防止するには，家庭にある掃除機を借用することもある．またディスポーザブルの飛散防止装置も使われる．

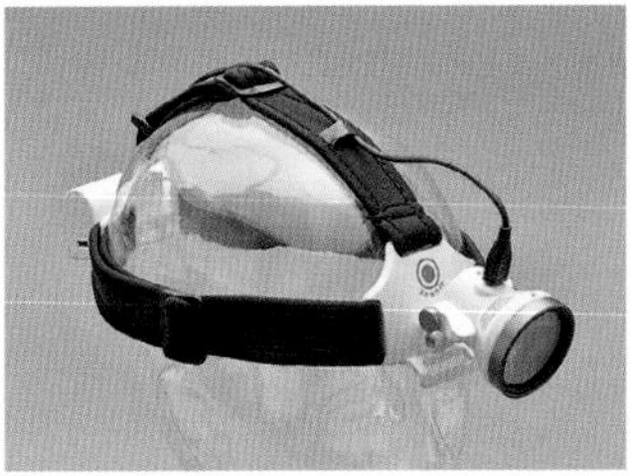

ヘッドライト（デントロニクス提供）

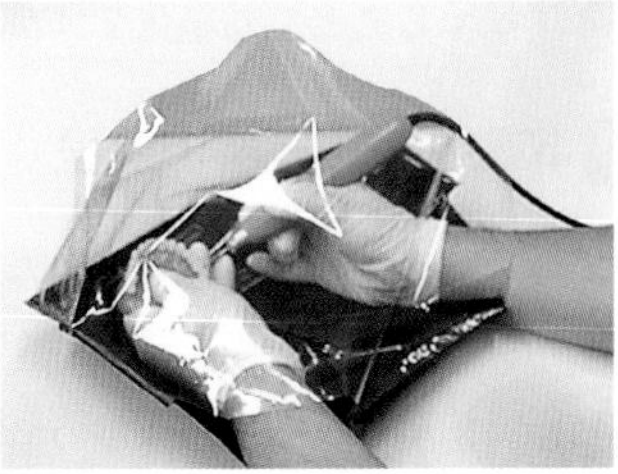

技工用ポータブル吸引装置
（日東産業提供）

7) 歯科用器具

ミラー，ピンセット，探針などの基本的器具以外にも，器具を滅菌パックして準備する．

8) 材料

ガーゼ，ワッテ，ペーパータオル，ティッシュペーパーなどの他に，口腔清掃用，義歯修理・調整用，齲蝕処置用，歯周治療用などの基本的材料を整理して準備する．

Ⅳ. 地域包括ケアシステム

A 定義 よくでる

団塊の世代が75歳以上となる2025年をめどに，重度な要介護状態となっても住み慣れた地域で自分らしい暮らしを人生の最後まで続けることができるよう，住まい・医療・介護・予防・生活支援が一体的に提供されるシステム（市町村ごとの）

B 背景

2025年には後期高齢者（75歳以上）が20％に近づき，医療や介護の需要が急増するので，それに対応して，病院での医療を在宅医療に移行し，介護と連携することで効率化をはかることが必要である．

C 市町村での構築の過程

・地域の課題の把握と社会資源の発掘 ←

↓

・地域の関係者による対応策の検討

↓

・対応策の決定・実行（→ 地域の課題の把握と社会資源の発掘へ戻る）

D 地域包括支援センター

地域の高齢者の総合相談，権利擁護や地域の支援体制づくり，介護予防の必要な援助などを行い，高齢者の保健医療の向上および福祉の増進を包括的に支援することを目的とし，地域包括ケア実現に向けた中核的な機関として市町村が設置（全国で約4,300か所）

E 地域ケア会議

- 高齢者個人に対する支援の充実と，それを支える社会基盤の整備とを同時に進めていく，地域包括ケアシステムの実現に向けた手法
- 地域包括支援センターなどが主催
- 主な構成員：自治体職員，地域包括支援センター職員，ケアマネジャー，介護事業者，民生委員，OT，PT，ST，医師，歯科医師，薬剤師，看護師，管理栄養士，歯科衛生士など
- 地域包括ケアシステムでは，在宅医療と介護の連携が特に重要である．さらに，生活支援サービスの充実と高齢者の社会参加も鍵となる．

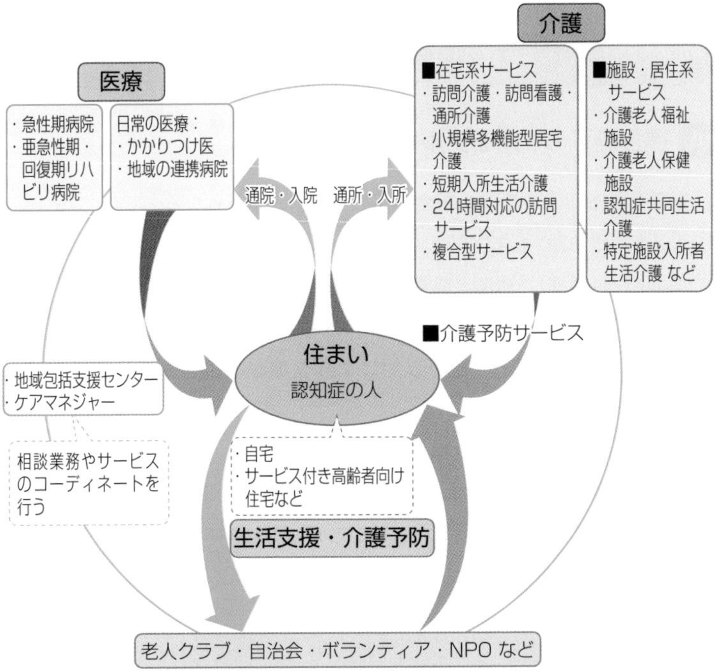

地域包括ケアシステムの姿（地域ケア研究会報告書，2016より改変）
地域包括ケアシステムは，おおむね30分以内に必要なサービスが提供される日常生活圏域（具体的には中学校区）を単位として想定

Chapter 10
摂食嚥下リハビリテーション

Check Point

・摂食嚥下機能と構造との関連を理解する.
・摂食嚥下障害の原因と病態を理解する.
・摂食嚥下障害の評価を理解する.
・摂食嚥下障害への対応と栄養管理を理解する.

Ⅰ. 摂食嚥下機能と構造

A 摂食嚥下の5期モデル よくでる

・食事をする行為や機能を**摂食嚥下**とよび，5期からなる.
①先行期（認知期）：食物を認識する.
②準備期（咀嚼期）：咀嚼と食塊形成が行われる.
③口腔期（嚥下第一期）：食塊が咽頭に送られる.
④咽頭期（嚥下第二期）：嚥下反射により食塊が咽頭を通過し食道へ送られる.
⑤食道期（嚥下第三期）：食塊が食道を通過する.
・準備期から食道期までの4期に関して，準備期を1期（Stage Ⅰ）移送と食塊形成の2期に分けるプロセスモデルも使われている.

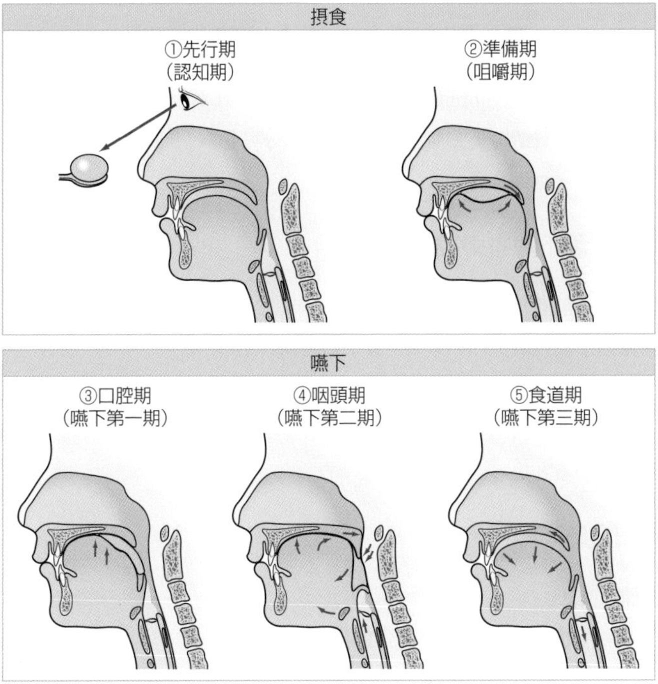

摂食嚥下の５期モデル

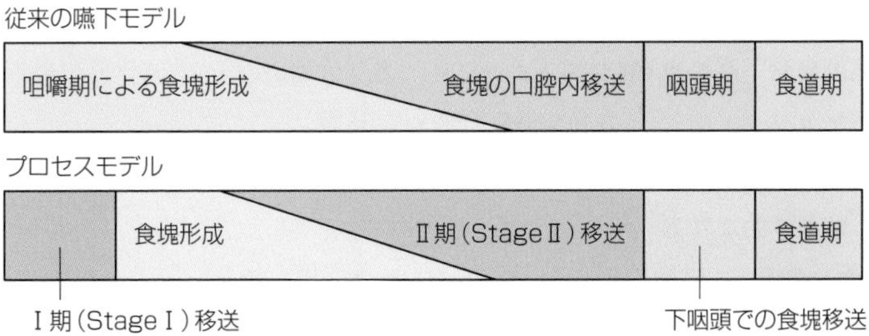

摂食嚥下のプロセスモデル

Ⅱ．摂食嚥下障害の原因と病態

摂食嚥下障害（dysphagia）とは，5期のいずれか，あるいは複数の時期に機能的・器質的障害が生じ，「栄養・水分の摂取」と「楽しく安全な食事」が困難になった場合をいう．

A 摂食嚥下障害の実態

・要介護高齢者の18％
・代償的栄養摂取方法の1つが胃瘻《いろう》（PEG）：26万人
・食事介護に人材や時間が不足しているために，誤嚥・窒息予防の観点から刻み食やミキサー食にしたり，栄養状態が低下し，結果的に胃瘻造設をはかるといった場合も少なくない．

B 摂食嚥下障害の原因

1）機能的原因

摂食嚥下機能に必要な解剖学的器官（末梢）はあるが，脳（中枢）からの指令が正しく伝達されない．

主な原因：脳血管障害，頭部外傷，脳腫瘍，脳炎・髄膜炎，Parkinson病，筋萎縮性側索硬化症，多発性硬化症，重症筋無力症などの神経筋接合部の異常，筋疾患（筋ジストロフィー，多発性筋炎など），消化器疾患（食道アカラジアなど），認知症➡先行期の障害

2）器質的原因

解剖学的な異常

主な原因：口腔内の疾患（歯周病，歯の欠損，齲蝕，舌炎，口内炎），頭頸部腫瘍（口腔癌，咽頭癌など），咽頭・喉頭の疾患（咽頭炎，喉頭炎など），食道の疾患（食道炎，食道狭窄，食道裂孔など）

3）心理的原因

臨床的所見や検査上明らかな異常がない．

主な原因：咽頭異常感症などの心気神経症，うつ病

4) 薬剤性の原因

服用している薬剤の副作用

主な原因：抗精神病薬，抗うつ薬，抗不安薬，抗コリン剤，副腎皮質ホルモン薬，筋弛緩薬，抗がん剤，抗てんかん薬，抗ヒスタミン剤，利尿剤，制吐剤など

C 摂食・嚥下障害の病態

1) 先行期（認知期）障害

・食べる行為，食物認知に関する障害

・食事に介助や監視が必要とされ，介護負担が重くなる．

障害例

・上肢の運動障害や意識状態の低下により食事行為が困難

・半側空間無視により麻痺側にある食事を認識できない．

・ペース障害により詰め込むように食事を口に入れる．

・異食により食事でないものを食べようとする．

2) 準備期（咀嚼期）障害

・食物を口に取り込み，咀嚼し，唾液と混合し食塊形成をする過程での障害

障害例

・口唇閉鎖不全（顔面神経麻痺）により食べこぼす．

・舌の運動障害（舌下神経麻痺）や口腔粘膜の感覚障害（三叉神経麻痺）により食物の咬合面への誘導や保持が困難となり，食塊形成が不良となる．

・歯の欠損や義歯の不良による咀嚼障害

3) 口腔期（嚥下第一期）障害

・舌で食塊を咽頭へと移送する過程での障害

・口腔内残留が主な口腔期の病態

障害例

・舌の感覚障害（三叉神経麻痺）により食塊をまとめることができない．

・舌癌の切除術後の後遺症により舌の運動が障害され食塊移送できない．

4) 咽頭期(嚥下第二期)障害 よくでる

・食塊が咽頭から食道へと移送される過程での障害

・咽頭残留や喉頭侵入，および誤嚥が主な咽頭期の病態

障害例

・嚥下反射の惹起遅延や惹起不全により嚥下前に食塊が気管内に流入(嚥下前誤嚥)

・声門閉鎖不全などにより嚥下中に食塊が気管内に流入(嚥下中誤嚥)

・食道入口部開大不全により嚥下後に咽頭に残留した食塊が気管内に流入(嚥下後誤嚥)

5) 食道期(嚥下第三期)障害

食塊が食道から胃まで移送される過程での障害

障害例

・食道癌や食道アカラシアなどの食道狭窄により食塊が食道内に停滞

・Parkinson 病などで食道の蠕動運動が不活発なために食塊が逆流

Ⅲ. 摂食嚥下障害の評価

原因疾患による後遺症を確認し，スクリーニングテスト後に，必要ならば画像検査を行う．

A スクリーニング検査(スクリーニングテスト) よくでる

1) 質問票

本人もしくは本人の状態を把握する者による摂食嚥下機能の自記式質問票がある．よく使用されるのは「聖隷式嚥下質問紙」，「EAT-10」(→p.53参照)で，経口摂取させることなく，日常の状態が把握できるので安全である．

2) 経口摂取させるテスト

誤嚥リスクを考慮のうえ，適用する!

(1) 反復唾液嚥下テスト(repetitive saliva swallowing test：RSST)

唾液を30秒間に何回嚥下できるかを測定する．3回以上であれば，誤嚥

リスクは低い．経口摂取させないため，安全性は高いが，空嚥下を指示することから認知機能による影響を受ける．

(2) 改訂水飲みテスト（modified water swallow test：MWST）

3mLの水を摂取させ，むせ，湿性嗄声，呼吸変化から，誤嚥リスクを5段階評価．咽頭期の検査

(3) フードテスト（FT）

茶さじ1杯程度の固形食（プリンなど）を摂取させ，嚥下後開口させることにより口腔内残留の有無をみて，主に食塊形成能・移送能を5段階評価．準備期・口腔期の検査

(4) 咳テスト

1％クエン酸食塩水をネブライザーで噴霧し口から吸入し，30秒の間に咳き込みがなければ，不顕性誤嚥のリスクが高いと判断．気道の異物喀出能力評価．喘息など呼吸器疾患の患者には禁忌

(5) 頸部聴診法

頸部に聴診器を当て，嚥下音ならびに嚥下前後の呼吸音を聴診することで，誤嚥リスクを評価．聴取部位は輪状軟骨直下の気管外側上皮膚面．異常嚥下音は音の長短，反復，泡立ち音などで，異常呼吸音は湿性音，嗽音など

3) その他の評価法

(1) 咀嚼機能検査 （→p.48，53参照）

(2) オーラルディアドコキネシス （→p.49，52参照）

B 舌圧検査 （→p.53参照）

C 口唇閉鎖力検査 （→p.54参照）

D 嚥下内視鏡検査（videoendoscopy：VE） よくでる

・咽頭喉頭を直視下に観察し，器質的異常，唾液などの分泌物の貯留，機能障害の有無を評価する．

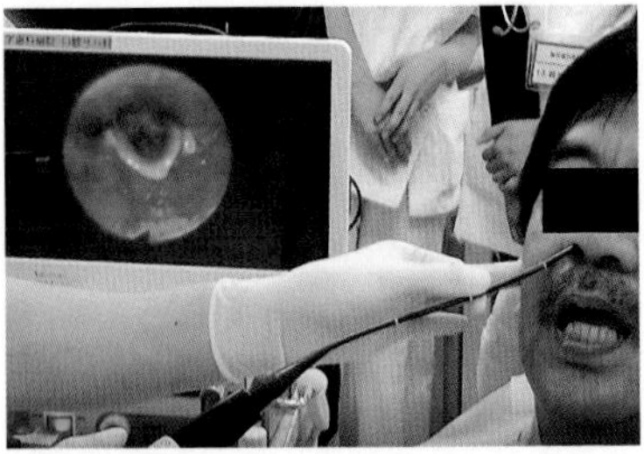

嚥下内視鏡検査（昭和大学高橋浩二先生ご提供）

- 治療計画の立案と治療効果の確認に使用する．
- 患者の食事環境に機器を持参することが可能で，在宅でも使用できる．
- 内視鏡を鼻腔から挿入して上咽頭を観察し，咽頭残留，喉頭侵入を確認する．
- 嚥下時には食塊通過・咽頭収縮に伴い画面が真っ白になる（white out）．

VEの合併症

①内視鏡による粘膜（声帯）損傷・出血
②迷走神経支配領域の刺激による失神発作，喉頭痙攣
③局所麻酔薬，消毒薬などによるアナフィラキシーショック

ゴールドスタンダードとされる検査法

E 嚥下造影検査（videofluorography：VF）

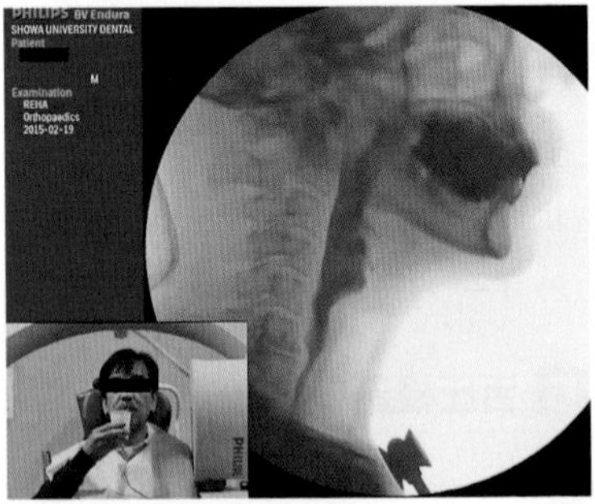

嚥下造影検査（昭和大学高橋浩二先生ご提供）

- 口腔，咽頭喉頭，食道，胃まで広く観察が可能である．
- 嚥下中の誤嚥が観察できるので，不顕性誤嚥を評価できる．
- 透視室が必要で，被爆がある．
- テスト食には造影剤（硫酸バリウム）が必要である．
- 食塊形成，食塊移送，鼻咽腔閉鎖，嚥下誘発（喉頭蓋反転，喉頭挙上，咽頭収縮，咽頭残留，喉頭侵入，誤嚥），食道通過（停滞，逆流）に至るまで評価，記録できる．

VFの合併症

造影剤の硫酸バリウムによるヨードアレルギー

Ⅳ．摂食嚥下障害への対応

通常の口腔機能管理，口腔衛生管理，口腔ケア（→p.55参照）を行いながら，以下の対応を行う．

A 治療的アプローチ

障害の原因の除去や，低下した機能の回復

1）間接訓練

食べ物を使わない

よくでる

原因や病態に応じて，以下の訓練を行う．

訓練法	目的	方法
嚥下体操	食べる前の準備体操	発声，深呼吸，頭頸部・口腔の運動
頸部可動域訓練	拘縮予防および改善	頸部の前後屈，回旋，側屈
口唇・頬・舌の訓練	口唇・頬・舌の運動を改善	マッサージ・ストレッチ
口唇閉鎖訓練	口唇閉鎖不全の改善	口腔前庭に入れたボタンの牽引
舌抵抗訓練	舌の筋力増強	舌圧子で押しつける力に抵抗
冷圧刺激法	嚥下反射の誘発	凍らせた綿棒による前口蓋弓の加圧
アイスマッサージ	嚥下反射の誘発	凍らせた綿棒に水をつけ，前口蓋弓，舌根部，咽頭後壁の加圧
ブローイング訓練	鼻咽腔閉鎖の改善	ストローで持続的にコップの水に吹出
前舌保持嚥下訓練	嚥下時咽頭内圧の改善	舌を上下顎切歯で軽く保持したまま空嚥下
プッシング・プリング訓練	嚥下時・咳嗽時の声門閉鎖改善	上肢に力を入れ息こらえ
メンデルゾーン手技	舌骨筋群の筋力強化	手で喉仏の挙上を保ちながらの空嚥下
頭部挙上訓練（Shaker exercise）	食道入口部の開大量の改善	仰臥位で肩を床につけ頭を挙上
バルーン訓練法	食道入口部の開大量の改善	食道入口部にバルーンカテーテルを挿入
構音訓練	口腔・咽頭機能改善	発音により口腔・咽頭機能改善

2) 直接訓練 食べ物を使う よくでる

病態に応じて各種方法を組み合わせる

適応：意識レベル清明，全身状態安定，病状の進行がない，嚥下反射あり，咳が可能

訓練法	方法	摂食嚥下の段階				
		先行期	準備期	口腔期	咽頭期	食道期
一口量の調整	1～2mLから始める	○	○	○	○	
ペーシング訓練	声かけ・介助でペース調整	○				
捕食訓練	口唇で食器具上の食物を捕食	○	○	○	○	
下顎・口唇閉鎖介助	介助者が下顎・口唇閉鎖を介助	○	○	○		
咀嚼訓練	マシュマロ・グミ・ガム		○	○		
嚥下の意識化	食事に集中し意識的に嚥下			○	○	
うなずき嚥下	嚥下の瞬間に頸部前屈			○	○	
横向き嚥下（頸部回旋）	患側に頸部を回旋後，嚥下			○	○	
空嚥下	唾液嚥下				○	○
息こらえ嚥下	嚥下直前に意識的に息を止める				○	
複数回嚥下	一口につき何度か嚥下				○	
交互嚥下	固形物と液体・ゼリーを交互に嚥下				○	

3) 訓練の進め方の例

①少量の水飲み訓練

②氷なめ訓練・とろみ茶摂取

③ゼリー・プリン・ヨーグルトの摂取

④食事量アップ

⑤自力摂取訓練

⑥咀嚼訓練

⑦食事形態アップ

4) 摂食嚥下訓練の注意点

①発熱状況，栄養状態の変化

②意識・覚醒レベルの変化

③体幹・座位保持姿勢の崩れ

④呼吸状態の変化（SpO_2の変化）

⑤むせの有無

⑥持久力（疲労具合）

CHECK! SpO_2（経皮的酸素飽和度）

動脈血中の赤血球のヘモグロビンの何％に酸素が結合しているか（酸素飽和度）を皮膚を通じて（経皮的に）調べた値．90％を下回ると呼吸不全．

B 代償的アプローチ

機能改善が不十分なときの潜在能力の発掘・機能の代償

1) 摂食の姿勢，自助具，食器，食具

（1）食事摂取時の基本姿勢

・姿勢が摂食嚥下機能に及ぼす影響は大きい．

・頭頸部を前屈させると咽頭と気管に角度がつくが，後屈させると咽頭と気管が直線に近くなり，誤嚥しやすくすくなる．そのため誤嚥予防には顎を引いた**頸部前屈位**とする．

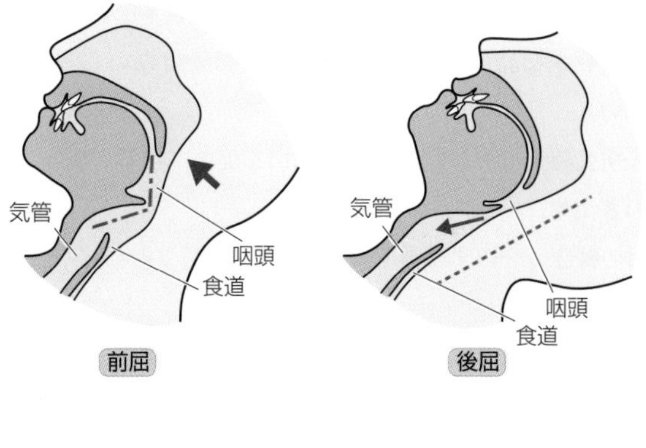

・体幹を安定させると頭頸部の支持を得やすいので，足底は床や足台につけ安定させる．体が傾くような場合は，クッションやタオルを入れる．

(2) ベッド上での摂食姿勢

枕やクッションで頭部を固定し，少し頸部を前屈し，麻痺側を上にする．

(3) リクライニング車いす，普通型車いすでの摂食姿勢

下肢を床やフットレスト上におき，座位が安定するようにクッションを使用する．

(4) 代償的体位（30°仰臥位頸部前屈位）

口腔での食塊移送が困難な場合には，30°のリクライニング位にして口腔から咽頭への食塊移送をはかる．その際，誤嚥予防に**頸部前屈位**とする．

(5) 自助具と適切な食器，食具

・スプーン：握力の低下した者には，食具の柄を太くする，曲がりスプーンを利用するなどの工夫をする．

・皿：平たいものより，縁の高さがあるほうが食物をすくいやすい．

・コップ：頸部を伸展するので，むせの危険性が高い．鼻があたる部分を削るとよい．

2) 食事介助

・介助側の姿勢：坐位で視線を同じ高さで合わせる．

・食物への認知：視覚的，嗅覚的に確認してもらう．

・一口量：多すぎると誤嚥しやすく，少なすぎると嚥下反射が起こりにくい．

・声かけ：食物が口腔に入っているときに声はかけない（返事をすると誤嚥しやすい）．

・移送：まず食物を口唇に接触させ，開口を促し，口唇が食物を取り込む動作を引き出す．

・嚥下反射の確認：一口ずつ嚥下反射を確認（喉頭挙上など）しながら介助

3) 食事形態の調整，調理の工夫

(1) ゼラチンゼリー

咀嚼や咽頭通過が困難な場合によく使われる.

(2) 増粘剤（とろみ剤）

水分は口腔内保持がむずかしいため，増粘剤を利用するとむせにくくなる.

よくでる

4) 舌接触補助床（palatal augmentation prosthesis：PAP）

舌の運動障害（脳卒中，舌切除など）により舌と口蓋の接触が不十分で，食塊移送に障害がある患者に対して，舌の機能低下を代償するための装置．通常の上顎義歯よりも口蓋部に厚みをもたせ，舌を接触しやすくすることにより食塊移送の改善や口腔内残留の減少などを行う．ティッシュコンディショナーなどで厚みを調整する.

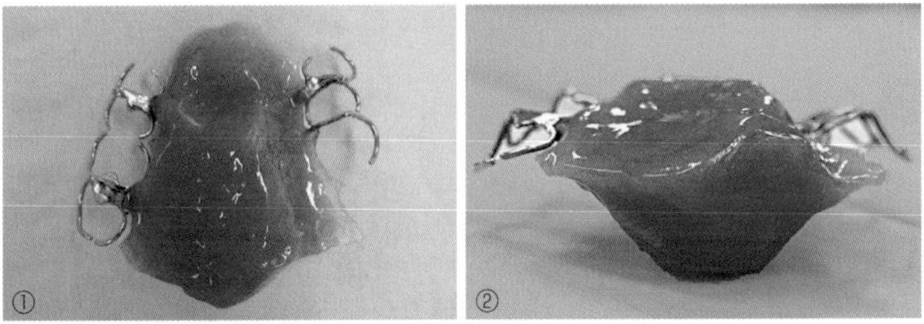

PAP（昭和大学高橋浩二先生ご提供）　①口蓋側面，②後方面

5) 軟口蓋挙上装置（palatal lift prosthesis：PLP）

軟口蓋の挙上による鼻咽腔閉鎖が不十分なために，嚥下時に鼻腔への逆流が生じる患者や発音時に開鼻声（鼻に抜けた声）になる患者に，軟口蓋を挙上した状態を維持する装置である．硬口蓋を覆う床と連結部，軟口蓋を後上方に挙上するための軟口蓋延長部からなる.

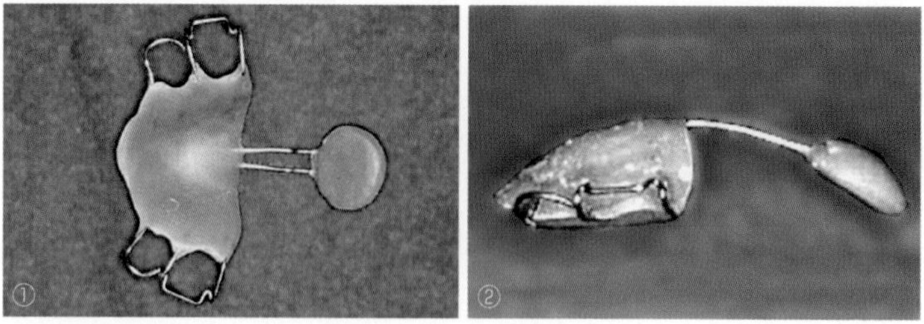

PAP（昭和大学高橋浩二先生ご提供）　①口蓋側面，②側面

C 環境改善的アプローチ

家族，介護者，および医療機関や介護福祉施設などのスタッフに，摂食嚥下リハビリテーションを理解させ，摂食嚥下障害の軽減，克服につながる人的配置，設備などの生活環境を整える．

D 心理的アプローチ

経口摂取が思うようにできないことへの苦痛は，生きる意欲そのものの障害につながる．摂食嚥下機能障害が不治であったり，進行する場合には，患者や家族に寄り添うことが重要である．

V．栄養管理

高齢者では，生活習慣病による肥満（BMI：23以上）から，廃用性萎縮による低栄養傾向（BMI：20以下）への移行が進み，多様な状態が混在するので，適切な評価と対応が重要である．

A 必要な栄養

5大栄養素（炭水化物，タンパク質，脂質，ビタミン，ミネラル）のバランスと量が重要である．厚生労働省，農林水産省は食品バランスガイドを公表している．

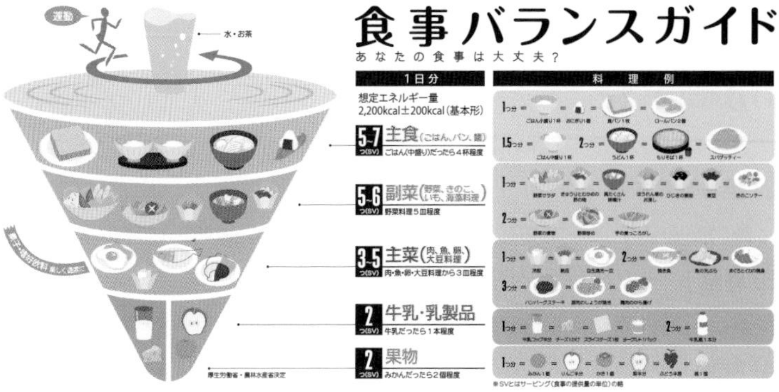

(厚生労働省・農林水産省)

B 肥満傾向と低栄養傾向

咀嚼障害になると，食品の嗜好が偏り，炭水化物や脂質の摂取が増える．これに生活習慣の不良が重なると肥満傾向となる．

一方，摂食嚥下障害になると食品摂取量が減少し，低栄養傾向となる．**フレイルサイクル**(→p.4，5参照)に陥り，全身の健康も損なわれる．

C 低栄養の評価と診断基準

・身体計測：体重が6か月で2～3kg減少，減少率が1か月：5%，6か月：10%以上，BMI：18.5未満

・血液検査：血清アルブミン値：3.5g/dL未満，血中総コレステロール値：150mg/dL未満

・主観的包括的アセスメントSGA，MNA®-SFも参考にする(→p.48参照)．

D 低栄養への対応

食事形態の調整(→p.99参照)だけではむずかしい場合には，栄養サポートチーム(→p.102参照)で，以下の栄養方法も検討する．

経口摂取をしなくても，口腔衛生管理や口腔ケアは重要！

1) 経腸栄養

チューブ・カテーテルで胃や腸に必要な栄養を直接注入．管理しやすい．

2) 経鼻経管栄養

鼻の穴からチューブを通して体内に栄養を注入．短期的に使用する．

3) 胃瘻

腹から胃に直接穴を開けて栄養を注入．手術必要．管理が容易

4) 腸瘻

胃切除などで胃瘻が使用できない場合に適用

5) 静脈栄養

血管に直接栄養を注入．消化管の機能が低下している場合に適用

(1) 末梢静脈栄養

手術不要．大量投与困難．管理は容易．短期的に使用

(2) 中心静脈栄養

血管深部へのカテーテル挿入必要．十分量の栄養補給可

よくでる

E 栄養サポートチーム（nutrition support team：NST）

職種の壁を越え，栄養支持（**ミールラウンド**などを行い，個々の症例や各疾患の治療に応じて栄養管理を適切に行う）を実施する多職種の集団（チーム）．多くの病院でNSTが立ち上がっている．歯科医師や歯科衛生士がこのチームに加わることが求められている．

ミールラウンド：訪問診療の場などで行う多職種による食事の観察評価．食事の環境（机やいすの高さなど），食事の姿勢，食事のペースや一口量，食物の認知機能，食具の種類や使用方法，食事介助の方法，食事摂取量，食の嗜好などを観察し，NSTに反映させる．

Chapter 11

構音機能のリハビリテーション

Check Point

・構音障害の原因と病態を理解する.
・構音障害の評価を理解する.
・構音障害への対応を理解する.

I. 構音障害の原因と病態

A 構音とは

喉頭の内部，声帯でつくられた音声が，声道（喉頭，咽頭，口腔，鼻腔）で修飾され構音となり，コミュニケーションに用いられる.

B 構音障害の分類と原因疾患 よくでる

器質性	先天性	口唇口蓋裂，粘膜下口蓋裂，先天性鼻咽腔閉鎖不全症，舌小帯付着異常
	後天性	口腔・中咽頭癌術後，下顎前突症
運動障害性	上位運動ニューロン	脳血管疾患，脳炎，脳腫瘍，頭部外傷，多発性硬化
	下位運動ニューロン	上記＋神経Behçet 病，重症筋無力症，多発性筋炎，筋ジストロフィー症
	錐体外路	Parkinson 病，黒質変性症，Huntington 舞踏病，ジストニア
	小脳	脳血管疾患，脳炎，脳腫瘍，脊髄小脳変性
	複合	筋萎縮性側索硬化症，Wilson病，Shy-Drager（シャイ・ドレーガー）症候群
聴覚性	難聴	
機能性	知的障害，不十分な構音の習得	

C 病態

1) 音の誤り

①誤りの種類：歪み・置換・転置・省略・付加

②誤りの一貫性：同じ音をどのような状況でも誤りやすい

③誤りの自覚：自覚し，自己修正しようとする行動がみられることがある

2) 声の障害

・声の大きさ，高さ，長さ，質に異常がみられることがある．

・質の異常：嗄声（粗造性・気息性・無力性・努力性）

3) プロソディの障害

アクセントやイントネーション，ストレス，ポーズの異常

失語症：大脳の言語をつかさどる領域が損失を受けて，「聞いて理解する」「話す」「読む」「書く」といった言語にまつわる4機能に障害
- **ブローカー失語症（運動性失語）**：脳の前頭葉側に障害．会話や文章の意味は理解できるが，うまく話すことができない．話し方がぎこちない．
- **ウェルニッケ失語症（感覚性失語）**：脳の側頭葉に障害．単語の間違いなどが多くみられる．聞いてその内容を理解することも困難．
- **健忘失語**：話す内容は理解できるものの，単語や物の名前が出にくい
- **全失語**：最も重症な症状で，「話す」「聞く」「読み書き」のすべてに重度の障害

Ⅱ．構音障害の評価

A 発声発語器官の形態・運動・感覚の検査

異常の程度を評価

B 発話機能の検査

1) 構音検査

単音節（単音節復唱検査），単語，文章，会話

2) オーラルディアドコキネシス よくでる

「パ・タ・カ」を速く繰り返し構音(→p.52参照)

3) パラトグラム検査

構音時の舌と口蓋の接触を評価

①静的なパラトグラム検査：表面に印象材などの粉末を散布させた口蓋床使用

②動的なパラトグラム検査：電気口蓋床で時間軸で評価

4) 声の検査

・4つの属性(大きさ，高さ，長さ，質)評価

・発声持続時間：「あー」で10秒未満が異常

5) プロソディの検査

会話時のリズム，アクセント，抑揚，ポーズを評価

6) 共鳴の検査

鼻咽腔閉鎖不全の場合の鼻腔共鳴など

7) 発話明瞭度

どのように・どのくらい普通に聴こえる：100 音節明瞭度と会話明瞭度

C 呼吸機能の検査

1) 安静時呼吸の状態

・視診し，胸式・腹式呼吸の様式を評価

・呼吸数や肺活量，最大呼気圧，呼気量も測定

2) 呼気持続時間の測定

/s：/と長く言わせて測定

D 鼻咽腔閉鎖機能の検査

1) 鼻息鏡 よくでる

鼻孔の下に鼻息鏡を当てて，曇りの有無とその程度，左右差を測定する．

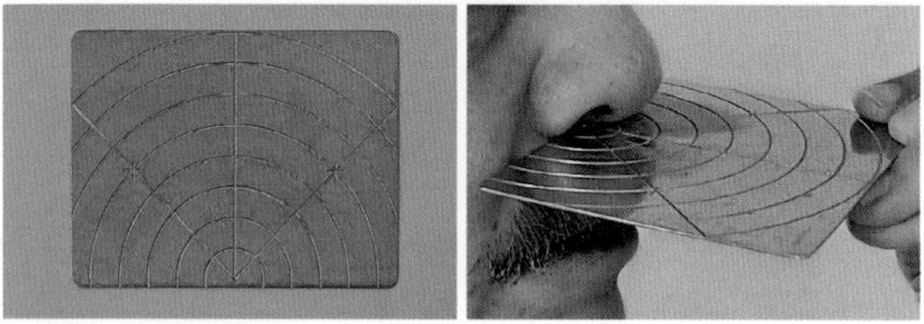

鼻息鏡による検査

2) ブローイング よくでる

・コップに水を入れ，ストローで吹かせる．

・ハードブローイング：強い呼気を出させる

・ソフトブローイング：弱い息で長く吹かせる

E 発話障害の鑑別診断

	概念・意味の理解	喚語（言語に変換）	音の選択と配置	発声発語運動の企画	音の誤り	誤りの原因
構音障害	○	○	○	○	一貫して歪む・省略	発声発語器官の運動・形態の障害
失語症	○	×	×	△	一貫しない	大脳の言語野の損傷
認知症	×	×	○	△	一貫しない	脳の変性や全般的な機能低下
聴覚障害	○	○	○	○	特有の歪み	聴力損失によるフィードバック障害

○：障害されない，△：ときに障害される，×：障害される．
（西脇，2018より改変）

Ⅲ. 構音障害への対応

1) 障害の整理

国際生活機能分類（ICF）の観点から評価

2) 予後の予測と達成目標の設定

重症度，年齢，治療内容，意欲，発症経過から，短期目標（数週間）と，長期目標（数か月）を設定

3) 運動機能訓練

必要な運動の要素と方法を選択し，プログラムをつくる．

4) 感覚機能訓練

正常な運動のための感覚賦活をはかる訓練

5) 発話機能の訓練

(1) 構音訓練

・誤っている音の原因となる運動障害に対する訓練

・単純なものから開始し，単音節・単語・文章・長文・会話の順に実施

(2) 話し方の訓練

発話速度を低下させる，声量を向上させる➡明瞭度を改善

(3) 代償法の開発

①代償構音：正しい音が困難な場合は，代償的な動きを考案し，それらしい音を産生

②補綴装置の使用（→p.99参照）

発話明瞭度の改善＋運動機能の賦活，疲労の改善，主観的評価の改善

③コミュニケーション代替手段（AAC）

書字，文字盤，トーキングエイド，環境設定も含めたコンピュータの使用

6) 心理的支持

社会との遮断に対する心理的支持が必要

7) 環境設定

話し相手のコミュニケーション能力の向上

参考文献

Chapter 1

1) 鳥羽研二：施設介護の問題点．日老医誌，34：981〜986，1997.
2) 葛谷雅文：老年医学におけるSarcopenia & Frailtyの重要性．日老医誌，46：279〜285，2009.
3) 山中克夫：精神機能の加齢変化．老年学テキスト（飯島節，鳥羽研二編）．南江堂，東京，2006，p.33.
4) kaufman AS and Lichtenberger EO：Essentials of WAIS-Ⅲ Assessment. John Wiley & Sons, New York, 1999, p.192.
5) Glorioso C et al.：Between destiny and disease：Genetics and molecular pathways of human central nervous system aging. *Prog Neurobiol*, 93：165〜181, 2010.
6) 武池　一：4 老年症候群．脳・神経系．老年医学系統講義テキスト（日本老年医学会編）．西村書店，東京，2013，p.137.

Chapter 2

7) 厚生労働省：患者調査．2020.
https://www.mhlw.go.jp/toukei/saikin/hw/kanja/20/index.html
（2022年9月10日アクセス）
8) 厚生労働省：人口動態統計．2020.
https://www.mhlw.go.jp/toukei/saikin/hw/jinkou/kakutei20/index.html
（2022年9月10日アクセス）
9) 厚生労働省：国民生活基礎調査．2019.
https://www.mhlw.go.jp/toukei/saikin/hw/k-tyosa/k-tyosa19/index.html
（2022年9月10日アクセス）
10) 総務省：日本の統計．2022.
https://www.stat.go.jp/data/nihon/index2.html
（2022年9月10日アクセス）
11) 国立社会保障・人口問題研究所：人口ピラミッド.
http://www.ipss.go.jp/site-ad/TopPageData/PopPyramid2017_J.html
（2022年9月10日アクセス）
12) 長寿科学振興財団：日本は世界一の高齢社会.
https://www.tyojyu.or.jp/net/kenkou-tyoju/tyojyu-shakai/sekaiichi.html
（2022年9月10日アクセス）
13) 内閣府：平成30年版高齢社会白書．2019.
https://www8.cao.go.jp/kourei/whitepaper/w-2018/html/zenbun/s1_1_2.html
（2022年9月10日アクセス）

14）WHO：World Health Statistics．2020．
https://www.who.int/data/gho/data/indicators/indicator-details/GHO/life-expectancy-at-birth-(years)（2022年9月10日アクセス）
15）厚生労働省：簡易生命表．2016．
https://www.mhlw.go.jp/toukei/saikin/hw/life/life16/dl/life16-02.pdf
（2022年9月10日アクセス）
16）厚生労働省：健康寿命のあり方に関する有識者研究会．2019．
https://www.mhlw.go.jp/content/10904750/000495323.pdf
（2022年9月10日アクセス）

Chapter 3

17）厚生労働省：介護保険制度をめぐる状況について．2019．
https://www.mhlw.go.jp/content/12601000/000482328.pdf
（2022年9月10日アクセス）

Chapter 6

18）日本歯科医師会：歯科診療所におけるオーラルフレイル対応マニュアル2019年版．
https://www.jda.or.jp/dentist/oral_flail/pdf/manual_all.pdf
（2022年9月10日アクセス）
19）水口俊介ほか：高齢期における口腔機能低下—学会見解論文　2016年度版—．老年歯誌，31：81〜99，2016．
20）菊谷　武：よくわかる高齢者歯科学（佐藤裕二ほか編）．永末書店，京都，2018，p.173．

Chapter 7

21）長谷川純一：高齢者における薬物投与計画．臨床薬理学（日本臨床薬理学会編）．第4版．医学書院，東京，2017，p.196．

Chapter 9

22）地域ケア研究会：地域ケア研究会報告書．2019．
https://www.murc.jp/sp/1509/houkatsu/houkatsu_01/houkatsu_01_1_2.pdf
（2022年9月10日アクセス）

Chapter 11

23）西脇恵子：よくわかる高齢者歯科学（佐藤裕二ほか編）．永末書店，京都，2018，p.219．

索引

【著者略歴】

佐《さ》 藤《とう》 裕《ゆう》 二《じ》

1982 年　広島大学歯学部卒業
1994 年　広島大学歯学部助教授
2002 年　昭和大学教授

北《きた》 川《がわ》　昇《のぼる》

1984 年　朝日大学歯学部卒業
2000 年　昭和大学歯学部助教授
2020 年　昭和大学客員教授

歯科国試パーフェクトマスター
高齢者歯科学　第 2 版　ISBN978-4-263-45883-9

2020 年 11 月 10 日　第 1 版第 1 刷発行
2022 年 9 月 25 日　第 2 版第 1 刷発行

著　者　佐　藤　裕　二
　　　　北　川　　　昇
発行者　白　石　泰　夫

発行所　医歯薬出版株式会社
〒113-8612　東京都文京区本駒込 1－7－10
TEL. (03)5395－7638(編集)・7630(販売)
FAX. (03)5395－7639(編集)・7633(販売)
https://www.ishiyaku.co.jp/
郵便振替番号 00190－5－13816

乱丁，落丁の際はお取り替えいたします　印刷・真興社／製本・愛千製本